Monthly Book *Derma.*

編集企画にあたって…

　薬疹は皮膚科の診療でよくみられる疾患である．外来診療をしていると経過や薬歴から薬疹を疑う患者さんと出会うことが頻繁にある．実際にそれが薬疹か否か，また重症薬疹かどうかを見極めるのは皮膚科ならではの専門性が生かされる場面ともいえる．重症薬疹症例を診ることは発症頻度から考えてもそれほど多くはないが，生命に直結する重篤な疾患であり見逃してはならない病態である．ただし重症薬疹の診断と治療は決して容易ではなく，実際には臨床から中毒性表皮壊死症（TEN）かと思われたものが自己免疫性水疱症や膠原病であったりすることもある．また次々と新しい薬剤が登場し，従来にはなかった多様な薬剤性皮膚障害も増加している．特に免疫チェックポイント阻害薬や抗体薬物複合体などの抗がん剤による皮膚障害は重症薬疹との鑑別が難しい症例も散見される．

　このような背景を踏まえ，本書は，若手皮膚科医，皮膚科専門医の方々に向け，エキスパートの先生方による薬疹の最新情報をまとめた内容となっている．薬剤性過敏症症候群（DIHS）については最近発表された国内初のDIHSガイドラインのポイント，また実際の診療で有用な重症度スコア（DDSスコア）や自己免疫疾患予測スコア（AIPスコア），さらに診療に重要なサイトメガロウイルス感染のモニタリング法とその解釈を解説していただいた．さらにスティーヴンス・ジョンソン症候群（SJS）やTENについても最新の臨床知見や病態の理解，遺伝子多型に関する新しい知見を解説いただいた．加えて，「薬疹」というよりも厳密にはアレルギー機序ではない可能性のある薬剤性皮膚障害についても重症薬疹との相違も踏まえ解説いただいた．

　最後に，SJS患者会代表の湯淺和恵様から，これまでの患者会の歩みとご自身のご経験についてご寄稿いただきました．重症薬疹はとても希少な疾患ではありますが，身体的・精神的な後遺症を伴うことも少なくありません．特に医原性に発症することが多いため，私たちは医療者として真摯に向き合っていく必要があります．本書が薬疹診療の一助となれば幸いです．

2024年11月

濱　菜摘

KEY WORDS INDEX

和　文

あ行
医薬品医療機器総合機構　75
ウイルス再活性化　7
AIPスコア　7
エンホルツマブ　ベドチン　65

か行
カルバマゼピン　49
抗体薬剤複合体　65
好中球　31
好中球細胞外トラップ　31

さ行
サイトメガロウイルス　1,7
サイトメガロウイルス感染症　15
CMV抗原血症　15
重症薬疹　1
水疱性類天疱瘡　49
スティーブ(ヴ)ンス・ジョンソン
　(Stevens-Johnson)症候群
　　　　　　　21,31,43,57
SJS患者会　75
ステロイド治療　7
全国疫学調査　21
先制治療　15

た，は行
中毒性表皮壊死症　21,31,43,57
DDSスコア　7
DPP-4阻害薬　49
微小管阻害薬　65
ヒト白血球抗原　49
ヒトヘルペスウイルス6　1
標準化定量PCR　15

ま，や，ら行
免疫チェックポイント阻害薬　57
薬剤性過敏症症候群　1,7,15,57
臨床的有用性　49

欧　文

A，B
antibody-drug conjugate　65
Autoimmune Predictive Score　7
bullous pemphigoid　49

C
carbamazepine　49
clinical risk score for toxic
　epidermal necrolysis(TEN)：
　CRISTEN　21,43
clinical utility　49
cytomegalovirus：CMV　1,7
cytomegalovirus antigenemia　15
cytomegalovirus infection　15

D
DIHS/DRESS Severity Score　7
DPP-4 inhibitor　49
drug-induced hypersensitivity
　syndrome：DIHS　1,15,57
drug-induced hypersensitivity
　syndrome/drug reaction with
　eosinophilia and systemic
　symptoms：DIHS/DRESS　7

E，H
enfortumab vedotin　65
human herpesvirus 6：HHV-6
　　　　　　　　　　　　1
human leukocyte antigen：HLA
　　　　　　　　　　21,49

I，M
immune-checkpoint inhibitors
　　　　　　　　　　　　57
microtubule inhibitors　65

N
nationwide epidemiological
　survey　21
Nectin-4　65
neutrophil　31
neutrophil extracellular traps：
　NETs　31
Niigata Criteria　43

P，Q
pharmaceuticals and medical
　devices agency　75
preemptive treatment　15
quantitative PCR　15

S
severe cutaneous adverse
　reaction：SCAR　1
SJS patient group　75
Stevens-Johnson syndrome：SJS
　　　　　　　　21,31,43,57
systemic corticosteroids　7

T，V
TEN-specific severity illness
　score：SCORTEN　43
toxic epidermal necrolysis：TEN
　　　　　　　　21,31,43,57
viral reactivation　7

WRITERS FILE
ライターズファイル
(50音順)

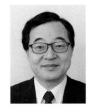

浅田 秀夫
(あさだ ひでお)

1984年	奈良県立医科大学卒業 大阪大学皮膚科入局
1989年	同大学大学院修了 箕面市立病院皮膚科
1993年	大阪大学皮膚科,助手
1994年	米国NIH留学
2000年	大阪大学皮膚科,講師
2002年	奈良県立医科大学皮膚科,助教授
2007年	同,教授

藤山 幹子
(とうやま みきこ)

1989年	愛媛大学卒業
1991年	松山市民病院皮膚科,副医長
1994年	愛媛大学皮膚科,助教
2011年	同,特任講師
2012年	同,講師
2014年	同,准教授
2018年	同センター皮膚科,医長
2020年	同センター,併存疾患センター部長
2022年	同センター,副院長

莚田 泰誠
(むしろだ たいせい)

1986年	金沢大学薬学部製薬化学科卒業
1988年	同大学大学院薬学研究科博士課程修了 北陸製薬株式会社(現アッヴィ)研究開発本部
2000年	薬学博士(北海道大学)
2003年	理化学研究所遺伝子多型研究センター,研究員
2008年	同,チームリーダー
2013年	理化学研究所ゲノム医科学研究センター,チームリーダー
2018年	同研究所生命医科学研究センター,チームリーダー

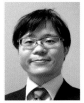

木下 真直
(きのした まなお)

2013年	山梨大学卒業 市立甲府病院初期研修医
2014年	山梨大学初期研修医
2015年	同,医員
2016年	山梨県立中央病院 山梨大学皮膚科,医員
2019年	同,臨床助教
2021年	アメリカ国立衛生研究所,客員研究員
2022年	山梨大学皮膚科,臨床助教
2024年	同,学部内講師

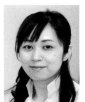

濱 菜摘
(はま なつみ)

2006年	旭川医科大学卒業 新潟大学病院,初期臨床研修医
2008年	新潟大学皮膚科入局
2011年	新潟市民病院皮膚科
2012年	新潟大学皮膚科
2016年	同,特任助教
2017年	同,助教
2021年	同,講師
2024年	同,准教授

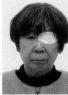

湯淺 和恵
(ゆあさ かずえ)

1978年	鶴見大学歯学部卒業
1984年	東京都内にて歯科医院開業
1991年	TEN発症
1993年	歯科医院廃業
2004年	SJS患者会代表

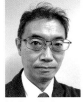

竹中 克斗
(たけなか かつと)

1991年	九州大学卒業 同大学医学部附属病院研修医
1996年	同第一内科,医員
1997年	岡山大学医学部附属病院第二内科,助手
2000年	トロント小児病院血液・腫瘍科,ポスドクフェロー
2002年	オンタリオガンセンター細胞分子生物学,ポスドクフェロー
2005年	九州大学病院血液・腫瘍内科,助教
2012年	同病院遺伝子細胞療法部,講師
2016年	九州大学病院血液・腫瘍・心血管内科,講師
2018年	愛媛大学大学院医学系研究科血液・免疫・感染症内科学,教授

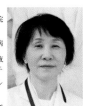

水川 良子
(みずかわ よしこ)

1985年	杏林大学卒業 同大学医学部附属病院皮膚科入局
2000年	同大学皮膚科学講座,助手
2004年	同,学内講師
2010年	同,講師
2013年	同,准教授
2019年	同,臨床教授

渡辺 秀晃
(わたなべ ひであき)

1995年	昭和大学卒業 同,皮膚科入局
1997年	太田熱海病院皮膚科,部長代行
1998年	昭和大学皮膚科,助手
2000年	カナダ トロント大学皮膚科留学
2001年	アメリカ ジョンス・ホプキンス大学皮膚科留学
2003年	昭和大学皮膚科,助手
2007年	同,講師
2013年	同,准教授
2016年	同,教授
2022年	昭和大学横浜市北部病院皮膚科,教授/診療科長

渡邉 裕子
(わたなべ ゆうこ)

2004年	秋田大学卒業
2006年	横浜市立大学附属市民総合医療センター皮膚科,医員
2009年	同大学附属病院皮膚科,助手
2016年	同大学大学院医学研究科博士課程修了 同研究科環境免疫病態皮膚科学,助教
2020年	同大学附属病院皮膚科,診療講師
2022年	同大学大学院医学研究科環境免疫病態皮膚科学,学部内講師

INDEX *Monthly Book* **Derma.** No. 355／2024.12 ◆目次

1　「薬剤性過敏症症候群診療ガイドライン 2023」の
　　ポイント……………………………………………………浅田　秀夫

DIHS は早期診断が難しく，軽症から予後不良の例まで様々で，自己免疫疾患などの予期せぬ合併症を引き起こすことがある．そのため，診断，治療，予後予測は一筋縄ではいかない．

7　DIHS（薬剤性過敏症症候群）で有用な臨床指標とスコア
　　―DDS スコアと AIP スコア―……………………………水川　良子

DDS スコアを用いることで，DIHS/DRESS の重症度を発症早期から判断し，ステロイドの適応を含めた適切な治療を行い，CMV 再活性化や重症感染症の発症を予測する．あとから生じてくる自己免疫疾患の発症は AIP スコアで予測できる．これらのスコアを用いることで，DIHS/DRESS 患者の予後を改善させ得る．

15　DIHS に関わるサイトメガロウイルス感染症の
　　検査法とその解釈…………………………………………竹中　克斗

薬剤性過敏症症候群では，治療後にしばしばサイトメガロウイルスの再活性化を認めるため，治療中は，サイトメガロウイルスのモニタリングを行うことが重要である．

21　SJS/TEN
　　―問題点と最新の知見を含めて―…………………………渡辺　秀晃

SJS/TEN の死亡率が高く，発症機序について詳細な検討が進み，薬疹の専門家らが新規治療薬の開発にも取り組んでいる．

31　SJS/TEN の病態にせまる………………………………木下　真直

これまで獲得免疫の関与で説明されてきた SJS/TEN の病態は，好中球を介する自然免疫によっても発動されていることが明らかとなった．

43　SJS/TEN の予後予測スコア CRISTEN と
　　国際的診断基準作成の意義………………………………濱　菜摘ほか

SJS/TEN 全国調査の結果をもとに作成した予後予測スコア CRISTEN は既往歴と臨床所見のみで簡便に算出でき，海外の施設で検証された高精度のスコアである．

Update 今の薬疹を知る

◆編集企画／新潟大学准教授　濱　菜摘　　◆編集主幹／照井　正　　大山　学　　佐伯　秀久

49 重症薬疹に関わる遺伝子多型の新知見 ……………………… 莚田　泰誠

薬疹の発症リスクに関連するヒト白血球抗原(HLA)アレルが次々と同定されており，事前のHLA検査によって薬疹の発症を回避することが可能である．

57 免疫チェックポイント阻害薬の皮膚障害と重症薬疹 ……… 渡邉　裕子

免疫チェックポイント阻害剤によって生じる皮膚障害は頻度が高く，臨床型によってはICIの治療効果の指標となり得る．一方でICIによる重症薬疹の報告も増加傾向にあり，そのマネジメントが重要である．

65 エンホルツマブ ベドチンの皮膚障害 ……………………… 藤山　幹子

抗がん剤のエンホルツマブ ベドチンによる皮膚障害をどのように考え対応するか．

71 SJS 患者会より ……………………………………………… 湯淺　和恵

患者会が発足して25年，今まで歩んできた軌跡や患者の発症，闘病の実例で，私たちを理解していただき，今後の研究の発展を願っています．

　　Key Words Index ……………………………前付2
　　Writers File …………………………………前付3
　　FAX 専用注文書 ……………………………79
　　FAX 住所変更届 ……………………………80
　　バックナンバー在庫一覧 …………………81
　　掲載広告一覧 ………………………………82
　　Monthly Book Derma. 次号予告 …………82

2025年　全日本病院出版会　年間購読のご案内

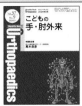

マンスリーブック　オルソペディクス
編集主幹
松本守雄／斎藤　充

Vol. 38　No. 1～13（月刊）
税込年間購読料　42,570 円
（通常号 11 冊・増大号・1 冊・増刊号 1 冊）
2025 年特集テーマ――――――以下続刊
No. 1　高齢者上腕骨骨折治療の極意

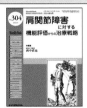

マンスリーブック　メディカルリハビリテーション
編集主幹
宮野佐年／水間正澄／小林一成

No. 309～321（月刊）
税込年間購読料　40,150 円
（通常号 11 冊・増大号 1 冊・増刊号 1 冊）
2025 年特集テーマ――――――以下続刊
No. 309　リハビリテーション医療の現場で役に立つポリファーマシーの知識

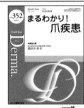

マンスリーブック　デルマ
編集主幹
照井　正／大山　学／佐伯秀久

No. 356～368（月刊）
税込年間購読料　43,560 円
（通常号 11 冊・増大号 1 冊・増刊号 1 冊）
2025 年特集テーマ――――――以下続刊
No. 356　保存版！皮膚科 1 人医長マニュアル

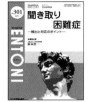

マンスリーブック　エントーニ
編集主幹
曾根三千彦／香取幸夫

No. 305～317（月刊）
税込年間購読料　42,900 円
（通常号 11 冊・増大号 1 冊・増刊号 1 冊）
2025 年特集テーマ――――――以下続刊
No. 305　手元に 1 冊！　抗菌薬の適正使用ガイド

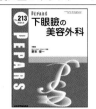

形成外科関連分野の好評雑誌　ペパーズ
編集主幹
上田晃一／大慈弥裕之／小川　令

No. 217～228（月刊）
税込年間購読料　42,020 円
（通常号 11 冊・増大号 1 冊）
2025 年特集テーマ――――――以下続刊
No. 217　良性腫瘍マスターガイド
　　　　―そのホクロ大丈夫？―

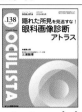

マンスリーブック　オクリスタ
編集主幹
高橋　浩／堀　裕一

No. 142～153（月刊）
税込年間購読料　41,800 円
（通常号 11 冊・増大号 1 冊）
2025 年特集テーマ――――――以下続刊
No. 142　今こそ学ぶべき網膜電図（ERG）

♣ 書籍のご案内 ♣

◆**こどもの足を知る・診る・守る！**
　編／田中康仁・高山かおる
　　　　　定価 5,720 円（税込）B5 判 200 頁

◆**ゼロからはじめる Non-Surgical 美容医療**
　著／宮田成章　定価 5,940 円（税込）B5 判 164 頁

◆**角膜テキスト臨床版**
　――症例から紐解く角膜疾患の診断と治療――
　著／西田輝夫・森重直行・近間泰一郎・福田　憲
　　　　　定価 11,000 円（税込）B5 判 216 頁

◆**運動器臨床解剖学**
　――チーム秋田の「メゾ解剖学」基本講座―改訂第2版
　編／秋田恵一・二村昭元
　　　　　定価 6,490 円（税込）B5 判 248 頁

◆**明日の足診療シリーズIV**
　足の外傷・絞扼性神経障害、糖尿病足の診かた
　監／日本足の外科学会
　　　　　定価 8,690 円（税込）B5 判 274 頁

◆**[Web 動画付き]優投生塾 投球障害攻略マスターガイド**
　編著／森原　徹・松井知之
　　　　　定価 7,480 円（税込）B5 判 302 頁

年間購読のお客様には送料弊社負担にて、毎月最新号をお手元にお届けいたします。バックナンバーもぜひお買い求めください。

◆**睡眠環境学入門**
　監／日本睡眠環境学会
　　　　　定価 3,850 円（税込）B5 判 270 頁

◆**[Web 動画付]外傷エコー診療のすすめ**
　監／渡部欣忍・最上敦彦
　編／笹原　潤・酒井瑛平
　　　　　定価 8,800 円（税込）B5 判 406 頁

◆**インプラント周囲骨折を極める**
　編／馬場智規　定価 16,500 円（税込）A4 変型判 406 頁

◆**[Web 動画付き]AKO 手術における私の工夫**
　編／竹内良平　　定価 7,480 円（税込）B5 判 152 頁

◆**研修医・臨床検査技師のための乳腺・甲状腺検査の手引き――専門病院 相良病院×伊藤病院がおくる検査の実際――**
　監／伊藤公一・相良吉昭
　　　　　定価 4,950 円（税込）B5 判 252 頁

◆**メンタルメイクセラピスト®検定公式テキスト＜学科編＞**
　編／公益社団法人 顔と心と体研究会
　　　　　定価 7,920 円（税込）B5 判 298 頁

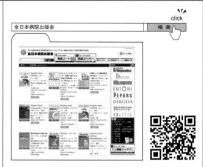

全日本病院出版会
〒113-0033 東京都文京区本郷 3-16-4
TEL：03-5689-5989　FAX：03-5689-8030
www.zenniti.com

◆特集／Update 今の薬疹を知る
「薬剤性過敏症症候群診療ガイドライン2023」のポイント

浅田秀夫*

Key words：薬剤性過敏症症候群(drug-induced hypersensitivity syndrome：DIHS)，重症薬疹(severe cutaneous adverse reaction：SCAR)，ヒトヘルペスウイルス6(human herpesvirus 6：HHV-6)，サイトメガロウイルス(cytomegalovirus：CMV)

Abstract 薬剤性過敏症症候群(DIHS)は，抗けいれん薬などの比較的限られた薬剤により遅発性に発症し，発熱や多臓器障害を引き起こす重症薬疹の1つである．DIHSの特徴はヒトヘルペスウイルス6に代表されるヘルペスウイルスの再活性化を伴う点であり，薬剤アレルギーとヘルペスウイルスの再活性化という2つの要素が病態に関わっている．DIHSの診断は発症早期には困難なことが多く，経過も比較的軽症のものから生命を脅かすものまで様々で，さらに回復期に自己免疫疾患などの予期せぬ合併症を発症することがあり，診断，治療，予後予測は一筋縄ではいかない．本診療ガイドラインは，2005年にDIHS診断基準が確立されて以来，集積されたエビデンスに基づいて作成され，現時点でのDIHSの標準的な診断・治療指針を提供している．

はじめに

薬剤性過敏症症候群(drug-induced hypersensitivity syndrome：DIHS)の診断基準(表1)は2005年に確立された．以来，今日までに集積されてきたエビデンスに基づき，重症多形滲出性紅斑に関する厚生労働省調査研究班により，本ガイドラインが作成された．DIHSは，抗けいれん薬などの比較的限られた薬剤により遅発性に発症し，発熱や多臓器障害をきたす重症薬疹の1つである．DIHSの特徴はヒトヘルペスウイルス6(HHV-6)に代表されるヘルペスウイルスの再活性化を伴う点であり，薬剤アレルギーとヘルペスウイルスの再活性化という2つの要素が病態に関わっている．類似の疾患概念として，欧米を中心に，DRESS(drug reaction with eosinophilia and systemic symptoms)という疾患名が用いられているが，DRESSの診断基準(表2)にはヘルペスウイルス再活性化に関する項目が含まれておらず，DIHSよりも広い範囲の薬疹を含んでいる．本ガイドラインは，主にDIHSに関するエビデンスに基づいて作成されているが，一部にDRESSのみの報告に基づく情報も含まれている．

本ガイドラインでは，現時点での本邦における標準的な診断・治療指針を記載し，診療の道標となるよう配慮した．しかし，DIHSの病態については未だ解明されていない点が多く，治療法に関しても一致した見解が得られていないものが多い．そのため，新たなデータの集積により，今後，本ガイドラインの大幅な改訂が必要となる可能性がある．

本ガイドラインの要点

DIHSの診断は発症早期には困難なことが多く，経過も比較的軽症のものから生命を脅かすものまで様々で，さらに回復期に自己免疫疾患などの予期せぬ合併症を発症することがあるなど，診断，治療，予後予測は一筋縄ではいかない．以下に，今回のガイドラインに沿って，疫学・原因薬，診断および治療のポイントについて述べる．

---

* Hideo ASADA, 〒634-8522 橿原市四条町840 奈良県立医科大学医学部皮膚科学教室，教授

表 1. 薬剤性過敏症症候群（drug-induced hypersensitivity syndrome：DIHS）の診断基準

(1) 概念
高熱と臓器障害を伴う薬疹で，医薬品中止後も遷延化する．
多くの場合，発症後2〜3週間後にHHV-6の再活性化を生じる．

(2) 主要所見
1．限られた医薬品投与後に遅発性に生じ，急速に拡大する紅斑，しばしば紅皮症に移行する
2．原因医薬品中止後も2週間以上遷延する
3．38℃以上の発熱
4．肝機能障害
5．血液学的異常：a，b，cのうち1つ以上
　　a．白血球増多（11,000/mm³以上）
　　b．異型リンパ球の出現（5%以上）
　　c．好酸球増多（1,500/mm³以上）
6．リンパ節腫脹
7．HHV-6の再活性化
　典型DIHS：1〜7すべて
　非典型DIHS：1〜5すべて，ただし4に関しては，その他の重篤な臓器障害をもって代えることができる．

(3) 参考所見
1．原因医薬品は，抗てんかん薬，ジアフェニルスルホン，サラゾスルファピリジン，アロプリノール，ミノサイクリン，メキシレチンであることが多く，発症までの内服期間は2〜6週が多い．
2．皮疹は初期には紅斑丘疹型，多形紅斑型で，後に紅皮症に移行することがある．顔面の浮腫，口囲の紅色丘疹，膿疱，小水疱，鱗屑は特徴的である．粘膜には発赤，点状紫斑，軽度のびらんがみられることがある．
3．臨床症状の再燃がしばしばみられる．
4．HHV-6の再活性化は，
　①ペア血清でHHV-6 IgG抗体価が4倍（2管）以上の上昇
　②血清（血漿）中のHHV-6 DNAの検出
　③末梢血単核球あるいは全血中の明らかなHHV-6 DNAの増加のいずれかにより判断する．
　　ペア血清は発症後14日以内と28日以降（21日以降で可能な場合も多い）の2点で確認するのが確実である．
5．HHV-6以外に，サイトメガロウイルス，HHV-7，EBウイルスの再活性化も認められる．
6．多臓器障害として，腎障害，糖尿病，脳炎，肺炎，甲状腺炎，心筋炎も生じ得る．

1．疫学・原因薬

全国疫学調査に基づき，病院を受診した患者数から類推されたDIHSの発症率は，人口100万人あたり典型DIHSが1.73（1.25〜2.20）人，非典型DIHSが2.82（2.12〜3.53）人であり，男女ともに40〜60歳代が最多（中央値58歳）であった．

死亡例は5.8%で，死因は肺炎（メチシリン耐性黄色ブドウ球菌性（MRSA）肺炎，サイトメガロウイルス（CMV）肺炎，ニューモシスチス（PCP）肺炎など）や敗血症などの感染症によるものが最多であった．その他，原病の悪化に関連する死亡例もみられた．

原因医薬品は，診断基準に記載されている薬剤以外では，ラモトリギンの報告が最も多く，その他，スルファメトキサゾール/トリメトプリム合剤（ST合剤），バルプロ酸ナトリウム，イソニアジド，テラプレビル，シアナミドで5症例以上の報告がみられた[1]．また，薬剤ではないが，機械部品の洗浄剤として使用されるトリクロロエチレンでもDIHSと同様の病態を引き起こすことが知られている[2,3]．

2．診断のポイント

DIHSの最終診断は**表1**の診断基準に基づいて行う．本症の実臨床における診断上の課題は，早期の確定診断ができない点である．すなわち，診断基準の主要所見に「原因医薬品中止後も2週間以上遷延する」や「（発症2〜3週間後に起こる）HHV-6の再活性化」という項目が含まれているが，これらは病初期には不明であるため，診断基準を満たさないことになる．また，早期の皮膚症状は，通常の薬疹と同じく全身に左右対称性に多発する紅斑であり，播種状紅斑丘疹型，多形紅斑

表 2. DRESS(drug reaction with eosinophilia and systemic symptoms)の診断基準

Score	−1	0	1	2	Min	Max
38.5℃以上の発熱	No/U	Yes			−1	0
リンパ節腫脹		No/U	Yes		0	1
好酸球増多		No/U			0	2
好酸球数			$0.7 \sim 1.499 \times 10^9/L$	$\geq 1.5 \times 10^9/L$		
好酸球数 (白血球数<$4.0 \times 10^9/L$ の場合)			$10 \sim 19.9\%$	$\geq 20\%$		
異型リンパ球		No/U	Yes		0	1
皮疹					−2	2
皮疹の範囲		No/U	>50%			
DRESS を示唆する皮疹	No	U	Yes			
DRESS を示唆する生検所見	No	Yes/U				
臓器障害					0	2
肝障害		No/U	Yes			
腎障害		No/U	Yes			
筋障害/心障害		No/U	Yes			
膵臓障害		No/U	Yes			
他の臓器障害		No/U	Yes			
治癒までの日数≧15 日	No/U	Yes			−1	0
他の原因を否定できる			Yes		0	1
抗核抗体						
血液培養						
HAV/HBV/HCV						
クラミジア/マイコプラズマ						
スコアの合計					−4	9

U:unkunown/unclassifiable, HAV:hepatitis A virus, HBV:hepatitis B virus, HCV:hepatitis C virus.
Final score による判定　<2:no case, 2〜3:possible case, 4〜5:probable case, >5:definite case

型で始まることが多い．さらに，診断基準にある所見が同時に出現するとは限らず，時期を違えて次々と出現する場合が多い．したがって DIHS を正しく診断するためには，まず DIHS を疑うことが第一歩となる．

a) 問診・診察

DIHS を疑う手がかりとして，薬剤内服歴の聴取が重要で，「DIHS 原因薬の内服，内服開始から発症までの期間(2〜6 週)，内服中止後の症状の遷延」がポイントとなる．皮疹の特徴として，診断基準の主要所見に含まれている「急速に拡大する紅斑，紅皮症への移行」に加え，「顔面の浮腫を伴う紅斑，眼周囲の蒼白，鼻・口周囲の丘疹・膿疱・痂皮」も診断の手掛かりとなる．また，発熱・リンパ節腫脹を伴っているかどうかも重要な所見である．

b) 血液検査

末梢血液一般検査で「白血球増多」，「異型リンパ球の出現」，「好酸球増多」のうち 1 つ以上の異常所見が必要である．また，肝機能障害は ALT，AST などの肝酵素の上昇を指し，肝機能障害がみられない場合でも，腎障害などのほかの重篤な臓器障害をもって代えることができる．また 2023 年に，急性期の血清 TARC 検査が，「薬剤性過敏症症候群(DIHS/DRESS)の診断の補助」として適応追加された．DIHS 急性期の血清 TARC 値は高値を呈する場合が多く，カットオフ値を 4,000 pg/mL に設定した場合の感度は，83%〜100% とされている[4〜8]．DIHS における TARC の上昇は，一般に皮疹の活動性と相関し，HHV-6 の再活性化に先行してみられることから，急性期の TARC 値を測定することは，DIHS を早期に疑う手がかりとして有用である．また，後ろ向き研究により，

表 3. 薬剤性過敏症症候群 重症度判定スコア（DIHS/DRESS severity score）

Parameters	Grade/extent	Score
Fixed		
1．年齢（歳）	≤40/41～74/75≤	−1/0/2
2．発症後の被疑薬服用期間（日数）	0～6/7≤	0/1
3．アロプリノール内服	Yes	1
Variable		
1．ステロイドパルス療法	Yes	2
2．皮疹面積		
紅斑（%BSA）	<70/70≤/紅皮症	0/1/2
びらん（%BSA）	<10/10～29/30≤	0/1/3
3．発熱 38.5℃≤（期間，日数）	0 or 1/2～6/7≤	0/1/2
4．食欲低下（通常摂取量の70%未満，日数）	0～4/5≤	0/1
5．腎障害（creatinine，mg/dL）	<1.0/1.0～2.0/2.1≤ or HD	0/1/3
6．肝障害（ALT，IU/L）	<400/400～1,000/1,000<	0/1/2
7．C-reactive protein（mg/dL）	≤2/<2～<10/≤10～<15/15≤	−1/0/1/2

BSA：body surface area
初診から3日以内（early score）と2～4週（late score）にスコアリングし評価する．
1点未満は軽症，1～3点は中等症，4点以上は重症と層別化することができる．

DIHS急性期のTARC値と，有熱期間，皮膚粘膜症状，腎障害，血小板減少との間に相関がみられたとの報告があり，TARCは重症度予測マーカーとしても有用である可能性が示唆されている[9]．

DIHS確定診断には，HHV-6の再活性化を証明することが重要である．HHV-6の証明法は，現在HHV-6の抗体検査が中止されており，PCRによる血中HHV-6 DNAの検出（定量）が唯一の検査である．ただし，適切な時期（発症後3週間前後）に採血を行わないと検出率は著しく低下する．

c）重症度の評価

DIHSの重症度の評価法としてDDS（DIHS/DRESS severity）スコアが用いられる（表3）[10)11)]．初診から3日以内に，臨床症状および検査を元にスコアリング（early score）を行い，1点未満は軽症，1～3点は中等症，4点以上は重症と層別化することができる．症例の層別化により，重症度に応じた治療対応が可能となる．一方，欧米ではDRESSスコアが一般的に使用されているが，本スコアはDRESSを診断するための診断スコアであり重症度を判定するものではない．

皮疹と重症度との関係については，DIHSで特徴的な顔面の紅斑や浮腫と重症度との間には関連性がみられなかったが，下腿の紫斑の面積と重症度との間には相関が示唆されている[12]．

3．治療のポイント

DIHSの治療では，病初期に起こる全身症状と臓器障害の寛解，経過中に起こるCMV感染症，PCPなどの感染症の制御，回復期にみられる自己免疫疾患（橋本病，劇症1型糖尿病など）への対応が主な目標となる．

a）ステロイド全身投与

DIHSの治療には，一般にステロイドの全身投与が用いられ，特に高齢者，紅皮症状態，心不全・腎不全などの基礎疾患を有している場合には，早期からステロイド全身投与を考慮する．初期量は，中等量～高用量（プレドニゾロン換算0.5～1 mg/kg）が推奨されている[10)13)]．減量法については，現段階では一定の見解は得られていないが，臨床症状・検査所見の軽快に伴い1～2週間ごとに5～10 mg/日ずつ漸減する方法が一般的である．

ステロイドパルス療法については，本療法を施行された症例において，CMV再活性化率，症状の遷延化率，致死率が有意に高いとする報告があり，また自己免疫疾患発症との関連性も示唆されていることから，否定的な意見が主流である[10)11)14)]．重篤な臓器障害への進展がみられる場合やSJS/TENとDIHSのオーバーラップが疑われる場合など特殊な状況下においてのみ考慮すべ

きとされている.

b）ステロイド以外の全身療法

　低用量シクロスポリンの短期内服や免疫グロブリン大量療法（IVIG 療法）が DIHS/DRESS に有効であったとする報告が散見される．ステロイド薬の全身療法の効果が不十分な症例に上乗せする形で追加してみてもよい．

c）経過中の CMV 感染症への対応

　DIHS 発症後3〜5週前後で，約20％の症例にCMV の再活性化が認められ，その一部で顕性CMV 感染症を発症する．通常，ステロイド減量を契機に突然，肺炎，消化管出血，腸炎，肝障害などの症状で発症し，予後を左右する深刻な合併症である．DIHS の治療中は絶えず CMV 再活性化の可能性を念頭に置き，必要に応じて PCR による血中 CMV DNA 測定や CMV 抗原血症検査によるモニタリングが推奨されている．顕性 CMV 感染症に対しては抗ウイルス薬（ガンシクロビル，バルガンシクロビル）の投与が必要となる．

d）DIHS 後の自己免疫疾患

　DIHS では急性期の症状が落ち着いたあとに，約2割程度の症例で自己免疫疾患が発症することが知られている．DIHS 後の自己免疫疾患としては，橋本病や Graves 病などの自己免疫性甲状腺疾患，劇症1型糖尿病が多く，その他，関節リウマチ，SLE，白斑，脱毛症などが報告されている[15]．劇症1型糖尿病の発症は DIHS 発症後1〜2か月後に集中しているが，その他の自己免疫性疾患の発症時期は DIHS 発症後数か月から3年程度とばらつきがみられた．したがって，DIHS 後の自己免疫疾患に適切に対応するため，DIHS 発症後3年程度の長期の経過観察が望ましいとされている．

文　献

1) 福田英三ほか：薬疹情報　第19版．福岡，福田クリニック，2019.
2) Huang H, et al：Human herpesvirus 6 reactivation in trichloroethylene-exposed workers suffering from generalized skin disorders accompanied by hepatic dysfunction. *J Occup Health*, **48**：417-423, 2006.
3) Watanabe H：Hypersensitivity syndrome due to trichloroethylene exposure：a severe generalized skin reaction resembling drug-induced hypersensitivity syndrome. *J Dermatol*, **38**：229-235, 2011.
4) Ogawa K, et al：Identification of thymus and activation-regulated chemokine(TARC/CCL17) as a potential marker for early indication of disease and prediction of disease activity in druginduced hypersensitivity syndrome(DIHS)/drug rash with eosinophilia and systemic symptoms(DRESS). *J Dermatol Sci*, **69**：38-43, 2013.
5) Ogawa K, et al：Elevated serum thymus and activation-regulated chemokine(TARC/CCL17) relates to reactivation of human herpesvirus 6 in drug reaction with eosinophilia and systemic symptoms(DRESS)/drug-induced hypersensitivity syndrome(DIHS). *Br J Dermatol*, **171**：425-427, 2014.
6) Miyagawa F, et al：Differential expression profile of Th1/Th2-associated chemokines characterizes Stevens-Johnson syndrome/toxic epidermal necrolysis(SJS/TEN) and drug-induced hypersensitivity syndrome/drug reaction with eosinophilia and systemic symptoms(DIHS/DRESS) as distinct entities. *Eur J Dermatol*, **25**：87-89, 2015.
7) Komatsu-Fujii T, et al：Serum TARC levels are strongly correlated with blood eosinophil count in patients with drug eruptions. *Allergol Int*, **66**：116-122, 2017.
8) 厚生労働科学研究費補助金　難治性疾患政策研究事業　重症多形滲出性紅斑に関する調査研究（平成29年度〜令和元年度，令和2年度〜令和4年度）．
9) Nakamura-Nishimura Y, et al：Serum thymus and activation-regulated chemokine is associated with the severity of drug reaction with eosinophilia and systemic symptoms/drug-induced hypersensitivity syndrome. *Br J Dermatol*, **178**：1430-1432, 2018.
10) Mizukawa Y, et al：Druginduced hypersensitivity syndrome/drug reaction with eosinophilia and systemic symptoms severity score：A use-

ful tool for assessing disease severity and predicting fatal cytomegalovirus disease. *J Am Acad Dermatol*, **80**：670-678.e2, 2019.
11) Mizukawa Y, et al：Drug-induced hypersensitivity syndrome/drug reaction with eosinophilia and systemic symptoms：predictive score and outcomes. *J Allergy Clin Immunol Pract*, **11**：3169-3178.e7, 2023.
12) Takei S, et al：Purpura as an indicator of severity in drug-induced hypersensitivity syndrome/drug reaction with eosinophilia and systemic symptoms：evidence from a 49-case series. *J Eur Acad Dermatol Venereol*, **36**：e310-e313, 2022.
13) Shiohara T, et al：Drug-induced hypersensitivity syndrome(DiHS)/drug reaction with eosinophilia and systemic symptoms(DRESS)：An update in 2019. *Allergology international：official journal of the Japanese Society of Allergology*, **68**：301-308, 2019.
14) Hashizume H, et al：Is steroid pulse therapy a suitable treatment for drug-induced hypersensitivity syndrome/drug reaction with eosinophilia and systemic symptoms? A systematic review of case reports in patients treated with corticosteroids in Japan. *J Dermatol*, **49**：303-307, 2022.
15) Kano Y, et al：Sequelae in 145 patients with drug-induced hypersensitivity syndrome/drug reaction with eosinophilia and systemic symptoms：survey conducted by the Asian Research Committee on Severe Cutaneous Adverse Reactions(ASCAR). *J Dermatol*, **42**：276-282, 2015.

◆特集／Update 今の薬疹を知る

DIHS（薬剤性過敏症症候群）で有用な臨床指標とスコア
—DDS スコアと AIP スコア—

水川良子*

Key words：薬剤性過敏症症候群（drug-induced hypersensitivity syndrome/drug reaction with eosinophilia and systemic symptoms：DIHS/DRESS），DDS スコア（DIHS/DRESS Severity Score），AIP スコア（Autoimmune Predictive Score），ウイルス再活性化（viral reactivation），サイトメガロウイルス（cytomegalovirus：CMV），ステロイド治療（systemic corticosteroids）

Abstract 薬剤性過敏症症候群（drug-induced hypersensitivity syndrome/drug reaction with eosinophilia and systemic symptoms：DIHS/DRESS）は，被疑薬中止のみで薬物治療を要さない軽症例から，致死的な感染合併症を発症する重症例や難治例，回復期以降に生じる自己免疫疾患の発症まで多彩な病態を呈する重症薬疹の一型である．通常の薬疹とは異なり，経過中に HHV-6 を始めとする様々なヘルペスウイルスが連続的に再活性化し，症状の再燃を繰り返すことが最大の特徴といえる．その複雑な病態のため，治療の選択，予後の予測など数多くの課題が残されている．我々は，外来で得られる臨床情報に基づいて，重症感染合併症のリスクを予測する DDS スコア（DIHS/DRESS Severity Score）および，回復期以降の自己免疫疾患発症リスクを予測する AIP スコア（Autoimmune Predictive Score）を提唱した．早期 DDS スコアに基づき症例を層別化することで，ほとんどの合併症や難治例を予測できることが判明している．しかも，感染合併症の多くは CMV の再活性化が関与しており，抗 CMV 治療を早期に行うことで予後を改善する可能性がある．また，AIP スコアに基づき自己免疫疾患発症のリスクが高い症例では，経時的に経過観察を行うことで早期に自己免疫疾患発症を捉えることができる．本稿では，DDS スコアと AIP スコアの概要を説明し，これらのスコアを用いた DIHS/DRESS の治療案について述べる．

はじめに

薬剤性過敏症症候群（drug-induced hypersensitivity syndrome/drug reaction with eosinophilia and systemic symptoms：DIHS/DRESS）は，皮疹，発熱，リンパ節腫脹，肝障害など，経過中に様々な症状を呈する重症薬疹の一型である[1]．これらの臨床症状および検査値異常は，原因薬剤中止後も再燃を繰り返すことが特徴であり，その背景にはヒトヘルペスウイルス 6 型（human herpesvirus 6：HHV-6）やその他のヘルペスウイルスの連続的な再活性化が関与している[1)~3)]．特に，サイトメガロウイルス（cytomegalovirus：CMV）の再活性化およびその合併症，CMV 再活性化が契機とする様々な感染症の発症は，DIHS/DRESS 発症から 1 か月前後から認められ，致死的な結果を引き起こすことが知られている．一方，DIHS/DRESS 回復期から数年後にかけて自己免疫疾患が発症することも，DIHS/DRESS の特徴である[4)5)]．

このような特徴を有する DIHS/DRESS において重要なことは，① 発症早期にみられる感染合併症（DIHS/DRESS-associated infectious complications：iDACs）を予測すること，② iDACs の発症を見逃さず，迅速かつ適切に対応すること，③ 回復期にみられる自己免疫疾患（DIHS/DRESS-associated autoimmune complications：aDACs）

---

* Yoshiko MIZUKAWA，〒181-8611 東京都三鷹市新川 6-20-2 杏林大学医学部皮膚科学教室，臨床教授

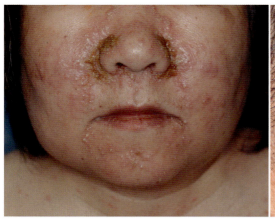
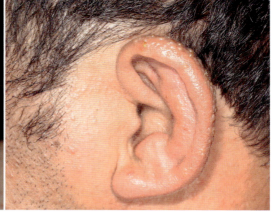

図 1. DIHS/DRESS でみられる顔面の膿疱
a：鼻背から頬部にかけて半米粒大前後の膿疱，痂皮を認める．
b：耳介の粟粒大の膿疱

を急性期の段階から予測し，長期にわたるフォローアップを行うこと，が挙げられる．そのためには，臨床情報に基づいた iDACs，および aDACs を予測するスコアが必要と考えられた．そこで我々は，iDACs のリスクを予測する DDS スコア（DIHS/DRESS Severity Score）および，aDACs のリスクを予測する AIP スコア（Autoimmune Predictive Score）を提唱してきた．本稿では，DIHS/DRESS における合併症や後遺症について述べるとともに，それらを予測し適切に対応するためにはどうすればよいのか，臨床指標と合わせて，iDACs を予測する DDS スコア，自己免疫疾患発症を予測する AIP スコアを概説する．

DIHS/DRESS に特徴的な臨床症状

DIHS/DRESS の発症早期にみられる皮疹は，播種状紅斑丘疹型（maculopapular type：MP）が多く，風疹，麻疹，伝染性単核球症などのウイルス性疾患や MP 型薬疹との鑑別を要する．完成された DIHS/DRESS の臨床症状として，顔面の浮腫，眼囲を避ける紅斑が特徴として挙げられる．浮腫は四肢末梢にもみられることが多い．初診時に浮腫などの所見が軽度であっても，被疑薬中止 3 日以降に典型的な症状が顕在化してくる症例が多い．数日の経過で，鼻背，鼻唇溝，下顎にかけて粟粒大～半米粒大の小型の膿疱がみられるようになり，一部に痂皮を伴うようになる（図 1）．紫斑も DIHS/DRESS 診断において重要な所見とされ，特に下肢の紫斑面積と重症度との関係が示唆されている[6]．また，紅斑が全身に拡大し遷延すると紅皮症に進展することがあり，その場合も重症となることが多い．

血液検査所見では，異型リンパ球の出現や好酸球増多を伴う白血球増加や肝障害が認められるが，これらの所見が必ずしも初期から認められるとは限らない．当教室での 66 例の検討では，初診時の白血球数は約 7 割が 10,000/μL 以下で，好酸球の約 6 割，ALT の約 4 割が正常範囲内であった．DIHS はその診断基準項目にも記載されているように，原因薬剤中止後も 2 週間以上症状が遷延化することが特徴であり，初診時に検査データに問題がなくとも，経過観察中に検査異常のピークを認めることが多く，DIHS/DRESS が疑われた症例では注意深く経過を観察する必要がある．

DIHS でみられる感染合併症（iDACs），自己免疫疾患（aDACs）について

DIHS/DRESS の合併症は，発症早期にみられる感染合併症（iDACs）と，回復期において生じる自己免疫疾患（aDACs）に大別される．iDACs には，肺炎，腹膜炎，胆囊炎，CMV による消化管出血，敗血症，感染に伴う腎障害などが含まれる[7]．一方，aDACs には，甲状腺疾患，脱毛症，白斑，関節リウマチ，全身性エリテマトーデスな

表 1. DDS(DIHS/DRESS severity)スコア

Parameters	Grade/extent	Score
Fixed		
1. 年齢(yr)	≦40/41〜74/75≦	−1/0/2
2. 発症後の被疑薬服用期間(日数)	0〜6/7≦	0/1
3. アロプリノール内服	Yes	1
Variable		
1. ステロイドパルス療法*	Yes	2
2. 皮疹面積		
紅斑(% BSA)	<70/70≦/erythroderma	0/1/2
びらん(% BSA)	<10/10〜29/30≦	0/1/3
3. 発熱　38.5℃≦	0 or 1/2〜6/7≦	0/1/2
(期間, 日数)		
4. 食欲低下(通常摂取量の70%未満, 日数)	0〜4/5≦	0/1
5. 腎障害	<1.0/1.0〜2.0/2.1≦or HD	0/1/3
(creatinine, mg/dL)		
6. 肝障害(ALT, IU/L)	<400/400〜1,000/1,000<	0/1/2
7. C-reactive protein(mg/dL)	≦2/<2〜<10/≦10〜<15/15≦	−1/0/1/2

Each variable parameter was determined at early (day 0〜3 after initial presentation) and later times (2 to 4 weeks after initial presentation), and on an as-needed basis.
* Intravenous methylprednisone use more than≧500 mg/day for 3 days

(Mizukawa Y, et al : *JAAD*, 80 : 670, 2019.)

どが含まれる[5)8)]. このような多彩な合併症がDIHS/DRESSに生じる一因として, 疾患の経過中にHHV-6をはじめとするEBV(Epstein-Barr virus), CMV, VZV(varicella-zoster virus)といった様々なヘルペスウイルスが連続的に再活性化することが挙げられる. これらのウイルスの再活性化は様々な臓器で起こり, それに伴い多様な臨床症状が異なる時期に出現してくる. このようなウイルスの再活性化のうちiDACsとして重要なのはCMVであり, 消化管出血や心筋炎などの致死的な疾患との関与が報告され致死的にもなり得る[7)]. また, CMV再活性化後にニューモシスチス肺炎などのほかの合併症を生じる症例も多い. つまり, CMV再活性化を予測することは, DIHS/DRESSの予後を左右する重要な因子であると考えられる. 一方で, aDACsは致死的な合併症ではないが, 完治した症例や, 内服治療を行っていない症例をどのように, またどの程度の期間フォローすべきか, 自己免疫疾患を発症しやすい症例にはどのような特徴があるのかなど, 長期フォローの難しさが認識されてきた.

iDACsを予測するDDSスコア

DIHS/DRESSの重症度を評価する際に用いられるスコアには, DDSスコア(表1)がある. このスコアは, iDACsを引き起こすCMV再活性化を指標に検討され, CMV再活性化群は75歳以上の高齢者に多いこと, 治療としてステロイド全身投与が行われている症例に発症しやすいこと, ステロイドパルス療法は中長期的な予後の観点からは重症化因子と考えられること, などの臨床的知見をもとに作成されている. CMV再活性化は初診から16〜45日, 重症合併症は初診から31〜44日で発症しており, このタイミングはDIHS/DRESSの急性期を過ぎたステロイドの減量時期に一致している[7)]. 血液検査データでは, 急性期(初診時)CRP高値, 肝障害, 腎障害がCMV再活性化症例では有意であった. DDSスコアは, 初診から3日以内のCMV再活性化や重症感染合併症が生じる前の早期スコア(early score)と, 初診2〜4週間のCMVが再活性化する直前の後期スコア(late score)の少なくとも2ポイントで評価する. このスコアにより, 症例を軽症(1点未満), 中等症(1〜3点), 重症(4点以上)の3群に層別化

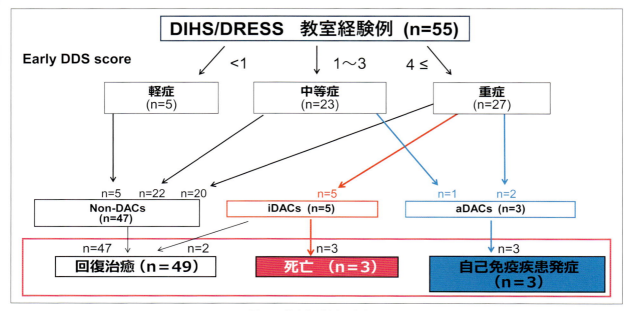

図 2. 教室経験例のまとめ

（文献 7 より引用）

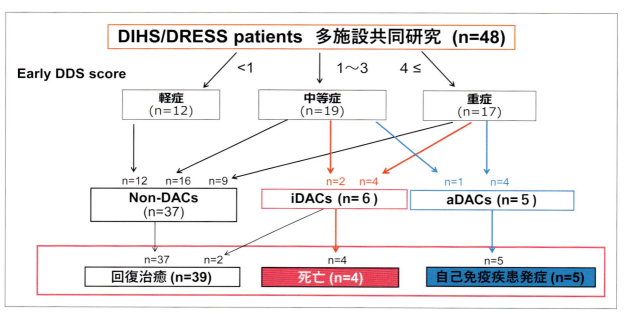

図 3. 多施設共同研究のまとめ

（文献 9 より引用）

できる．早期スコアと後期スコアの両方で，CMV再活性化群では有意に高いスコアがみられ，特に早期スコアが 4 点以上の重症例では回復期にかけて CMV が再活性化しやすく，CMV 病や合併症の発病に注意する必要があることが明らかになった（図 2）[7]．たとえ早期スコアが軽症でも，症状が遷延する症例では経過中に時期を問わずに再評価を行い，重症化の徴候を確認することが重要と考えられた．

DDS スコアが合併症の発症や予後を予測し重症度を反映することは，多施設共同研究でも実証された[9]．各施設からの 48 症例を早期スコアで層

表 2. Autoimmune predictive(AIP)score

Parameters	Grade/extent	Score
Acute phase		
リンパ球数(/mL)	>2400	1
肝障害(ALT, IU/L)	80〜300/>300	1/2
血清 IL-2(≦0.3 pg/mL), IL-4(≦2.8 pg/mL)	Yes	2
Subacute phase		
パルス療法*	Yes	1
IVIg 治療	Yes	2
亜急性期にかけての肝酵素上昇(ALT, IU/L)**	100〜400/>400	1/2
亜急性期にかけて血清グロブリン値増加***	>0.7	2
EBV and/or HHV-6 再活性化持続＞3 か月以上****	EBV or HHV-6/both	1/2

* ステロイド全身投与≧500 mg/日 3 日間
** ALT 値亜急性期−ALT 値急性期
*** グロブリン値 値亜急性期−グロブリン値急性期
**** 持続的なウイルス再活性化

(Mizukawa Y, et al : J Invest Dermatol, 142 : 960, 2022.)

別化した結果,iDACs 症例の 2/3 が重症群に分類され,軽症群で合併症を生じた症例はみられなかった(図3).また,iDACs 症例 6 例中 4 例が死亡していることからも,iDACs を予測し,早期に治療介入することが DIHS/DRESS の予後の改善に寄与する可能性が示唆された.

aDACs を予測する AIP スコア

通常,薬疹が治癒し,ステロイド内服が終了したあとは定期的な経過観察は行われないが,DIHS/DRESS では回復期に入りステロイドが終了したあとにも,自己免疫疾患などの合併症が生じる可能性がある.そのため,合併症の発症に注意して,どのような症例をいつまで経過観察すべきかが,問題になる.この点を明らかにするために,我々は長期経過観察症例を対象に臨床データを解析した.その結果,aDACs を発症した症例は発症前に自己抗体が陽転化すること,DIHS/DRESS 発症から 3 年以内に自己免疫疾患の徴候を確認し得ることから,少なくとも DIHS/DRESS 発症から 3 年間は経過観察が必要であることを報告した[8].血液検査データでは,発症から 10 日以内の急性期から 30 日前後の亜急性期にかけて,肝障害や血清グロブリン値が増加する症例や,ステロイドパルス療法や IVIg 療法などの治療が自己免疫性疾患のリスク因子であることが示唆された.さらに,EBV・HHV-6 ウイルスの持続的な再活性化や血清 IL-2/IL-4 値などを組み合わせることで,自己免疫疾患を予測するための AIP スコアを作成した(表2).本スコアが 4 点以上の症例は自己免疫疾患発症のリスクが高い.また,持続的なウイルス再活性化を認める症例では,内服ステロイドがオフになったあとでも長期間にわたり皮疹の再燃を繰り返すことが判明しており,このような症例は自己免疫疾患発症の可能性を念頭に置き,注意深い経過観察が必要と考えられる[10].

aDACs も iDACs と同様に,DDS スコアでは中等症から重症群から生じ,軽症群からの症例は教室経験例および多施設共同研究のいずれにおいても認められなかった.これらの結果から,軽症群は DIHS/DRESS が軽症であるだけでなく,合併症の観点からも予後が良好な群であることが明らかになった.

DDS スコアに基づく DIHS/DRESS 治療

軽症群は予後良好であることを前述したが,内服ステロイドを使用しない支持療法(supportive therapy)も可能であることが多施設共同研究でも明らかになっている.DIHS/DRESS 治療の基本はステロイドの全身投与であるが,内服ステロイドは CMV 再活性化のリスクになり得ることか

らも，内服ステロイドが必要でないと判断できる症例には，支持療法も選択肢として考慮すべきと考えられる．多施設共同研究では，iDACs を発症し死亡した4例は全例，中等症～重症群でステロイド内服治療が行われていた．また，aDACs はパルス療法を行った症例に発症する傾向が認められた．これらを踏まえ，早期スコアに基づいて症例を層別化した治療案を以下のように提唱してきた[7)9)]．

① 早期スコア1未満は軽症例と考えられ，ステロイドを使用せずに経過観察できる可能性が高い．

② 早期スコア1～3の中等症例では，ステロイドは0.5～1 mg/kg/日程度から開始し比較的早期に減量できる可能性がある．

③ 早期スコア4以上はCMV再活性化を認めCMV関連の合併症により重症になる可能性がある．ステロイドは1 mg/kg/日を目安として開始し，CMV再活性化確認後は速やかに抗ウイルス剤を開始し検査データの異常が改善を確認するまでは治療を継続する必要がある．

④ 中等症例においても治療経過中に適宜DDSスコアを再検し，治療方針の変更が必要でないかを確認していく．

⑤ ステロイドパルス療法やIVIg療法はaDACsのリスク因子であることが判明しており，DIHS/DRESSに対し安易に使用されるべきではない．ステロイドの開始量や減量方法などは現在さらに検討中であり，今の段階ではコンセンサスは得られていないが，同じ重症薬疹であるStevens-Johnson症候群や中毒性表皮壊死症に比べ，緩徐な減量が勧められている．

CMV再活性化を見逃さないために

CMV再活性化は，全血中CMV DNA，抗原血症および組織でのCMV抗原の確認で行う．CMV IgG抗体価はCMV再活性化の目安にはならないため，初診時に既感染の有無を確認するための手段と捉えている．CMV再活性化は，教室経験例および多施設共同研究のいずれも，DIHS/DRESS発症から30日前後であり，この時期には中等症や重症に層別化された症例では，CMV再活性化のモニタリングを頻回に行う必要がある．また，原病でDIHS/DRESS発症前から内服ステロイドを使用されている症例では，CMV再活性化は通常よりも早期からみられる傾向がある．CMV再活性化のタイミングを正確に予測するための方法は厳密にはまだ確立されていないが，Leeらは CMV再活性化の時期に末梢血好中球/リンパ球比（neutrophil-to-lymphocyte ratio：NLR）が激増した症例を報告している[11)]．NLRは，ICIによるirAEやCOVIDを含む様々なウイルス感染症において重症度や予後を判定するマーカーとして注目されている[12)13)]．NLRは通常の検査で容易に確認できる検査であり，NLRの推移をみていくことがCMV再活性化をみつける1つのツールになり得ると考えられる．

まとめ

スコアリングシステムはただ適用するだけではその効果を発揮しない．それぞれのスコアの目的と役割を理解して適切に使用する必要がある．DDSスコアは，症例の重症度を評価し，治療方針を決定し，iDACの発症を予測するために用いられる．一方，AIPスコアは，治療中やその後に生じる自己免疫疾患を見逃さずに適切に対処するための指標である．それぞれのスコアの特性を十分に把握し，有効に活用することで，DIHS/DRESS患者の予後の改善に繋げていきたい．

文 献

1) Shiohara T, et al：The diagnosis of a DRESS syndrome has been sufficiently established on the basis of typical clinical features and viral reactivations. *Br J Dermatol*, **156**：1083-1084, 2007
2) Kano Y, et al：Several herpesviruses can reactivate in a severe drug-induced multiorgan reaction in the same sequential order as in graft-versus-host disease. *Br J Dermatol*, **155**：301-

306, 2006.
3) Shiohara T, et al：Crucial role of viral reactivation in the development of severe drug eruptions：a comprehensive review. *Clin Rev Allerg Immunol*, **49**：192-202, 2015.
4) Ushigome Y, et al：Short- and long-term outcomes of 34 patients with drug-induced hypersensitivity syndrome in a single institution. *J Am Acad Dermatol*, **68**：721-726, 2013.
5) Kano Y, et al：Sequelae in 145 patients with drug-induced hypersensitivity syndrome/drug reaction with eosinophilia and systemic symptoms：Survey conducted by the Asian Research Committee on Severe Cutaneous Adverse Reactions(ASCAR). *J Dermatol*, **42**：276-282, 2015.
6) Takei S, Hama N, Mizukawa Y, et al：Purpura as an indicator of severity in drug-induced hypersensitivity syndrome/drug reaction with eosinophilia and systemic symptoms：evidence from a 49-case series. *J Eur Acad Dermatol Venereol*, **36**：e310-e313, 2022.
7) Mizukawa Y, et al：Drug-induced hypersensitivity syndrome(DIHS)/drug reaction with eosinophilia and systemic symptoms(DRESS)severity score：a useful tool for assessing disease severity and predicting fatal cytomegalovirus disease. *J Am Acad Dermatol*, **80**：670-678, 2019.
8) Mizukawa Y, et al：Risk of progression to autoimmune disease in severe drug eruption：risk factors and the factor-guided stratification. *J Invest Dermatol*, **142**：960-968, 2021.
9) Mizukawa Y, et al：Drug-Induced Hypersensitivity Syndrome/Drug Reaction With Eosinophilia and Systemic Symptoms：Predictive Score and Outcomes. *J Allergy Clin Immunol Pract*, **11**：3169-3178, 2023.
10) 根本千絢ほか：薬剤性過敏症症候群の経過中に皮疹の再燃とウイルスの持続再活性化を認め橋本病を発症した1例．臨皮，**78**：550-556, 2024.
11) Lee E, et al：Sequential screening of biomarkers in a case of drug-induced hypersensitivity syndrome/drug reaction with eosinophilia and systemic symptoms occurring with virus reactivation and autoimmune disease. *J Dermatol*, **49**：e221-e223, 2022.
12) Matsukane R, et al：Continuous monitoring of neutrophils to lymphocytes ratio for estimating the onset, severity, and subsequent prognosis of immune related adverse events. *Sci Rep*, **11**：1324, 2021.
13) Kermali M, et al：The role of biomarkers in diagnosis of COVID-19-A systematic review. *Life Sci*, **254**：117788, 2020.

新刊

ゼロからはじめる Non-Surgical 美容医療

著 宮田　成章　みやた形成外科・皮ふクリニック 院長

2024年11月発行　B5判　164頁　オールカラー　定価5,940円（本体5,400円＋税）

「Non-Surgical 美容医療って気になるけど、どこからはじめたらいいの？」そんなあなたへ

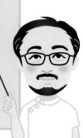

美容医療の世界に足を踏み入れる時の心構えから、**機器の理論・施術のコツ**までを網羅！
レーザーをはじめとした各種治療機器や、**ヒアルロン酸製剤などの注入による治療**を、症例を交えながら解説しています。理解が難しい**機器のメカニズム**などは豊富な図でわかりやすく説明しました。
美容医療業界への参入を考えている方はもちろん、自費診療に興味のある方、すでに治療機器を導入していて新しい治療の導入を検討している方にも、ぜひ手に取っていただきたい1冊です。

主な目次

＜総論＞ 美容皮膚診療とは
- 美容医療を始めるにあたって
- 美容皮膚診療の心得
- 美容皮膚科診療を始めるにあたって

＜総論＞ さあ美容皮膚診療をやってみよう
- どのような美容皮膚診療を目指すのか？
- 機器による治療
- 注入による治療
- その他の治療
- 治療概論
- (1) シミの診療：老人性色素斑／光線性花弁状色素斑／雀卵斑／脂漏性角化症／扁平母斑／肝斑／黒皮症／炎症後色素沈着（PIH）／太田母斑／後天性真皮メラノサイトーシス（ADM）
- (2) 治療方法

＜各論＞
各種機器の特徴と用途
- 炭酸ガス（CO_2）レーザー
- フラクショナル炭酸ガスレーザー
- Er:YAG レーザー（フラクショナルを含む）
- アレキサンドライトレーザー／ルビーレーザー
- Nd:YAG レーザー
- ピコ秒レーザー
- 近赤外線レーザー（フラクショナルを含む 1320, 1450, 1540, 1927 nm）
- その他の機器（光治療（IPL）／単極型高周波（ジュール熱方式）／単極型高周波（Radiative、誘電加熱方式）／ニードル RF／高密度焦点式超音波（HIFU）／同期平行型超音波（SUPERB™））

注入治療
- ボツリヌス菌毒素製剤
- ヒアルロン酸製剤
- 薬剤の経皮導入

治療法の選択と pitfall：疾患ごとに考える
- シミ（メラニン色素性疾患）
- シワ・タルミ

 全日本病院出版会　〒113-0033　東京都文京区本郷3-16-4　Tel:03-5689-5989
www.zenniti.com　　　　　　　　　　　　　　　　　Fax:03-5689-8030

◆特集／Update 今の薬疹を知る
DIHS に関わるサイトメガロウイルス感染症の検査法とその解釈

竹中克斗*

Key words：薬剤性過敏症症候群(drug-induced hypersensitivity syndrome：DIHS)，サイトメガロウイルス感染症(cytomegalovirus infection)，CMV 抗原血症(cytomegalovirus antigenemia)，標準化定量 PCR(quantitative PCR)，先制治療(preemptive treatment)

Abstract 薬剤性過敏症症候群(DIHS)においては，中等量〜高用量のステロイド薬が初期治療として推奨されており，発症 3〜5 週間前後で約 20％の症例でサイトメガロウイルス(CMV)が再活性化し，再活性化した症例の一部では，腸炎，肺炎など CMV 感染症を発症することがあり，CMV は，DIHS の臨床経過に重篤な影響を与える合併症である．薬剤性過敏症症候群診療ガイドライン 2023 においても，合併症としての CMV 再活性化に対する治療が強く推奨されているが，DIHS 治療中は，CMV のモニタリングを行い，早期に CMV 再活性化を検出し，抗ウイルス薬の投与を行うことによって，CMV 感染症の発症を抑制することが重要である．本稿では，血液内科医の立場から，CMV 感染のモニタリングの検査法とその解釈について解説する．

はじめに

薬剤性過敏症症候群(drug-induced hypersensitivity syndrome：DIHS)は，重症薬疹の 1 つで，発熱や皮疹で発症し，多臓器障害を伴う重篤な疾患である．この疾患の特徴としては，経過中にヒトヘルペスウイルス 6(human herpesvirus 6：HHV-6)，サイトメガロウイルス(cytomegalovirus：CMV)や，Epstein-Barr ウイルス(Epstein-Barr virus：EBV)などのヘルペスウイルスが再活性化することが挙げられる．特に，CMV は，DIHS 発症 3〜5 週間前後で約 20％の症例で再活性化が生じ，一部の症例では，腸炎，肺炎など CMV 感染症を発症し，しばしば臨床経過に重篤な影響を与えることが知られており，薬剤性過敏症症候群診療ガイドライン 2023 においても，合併症としての CMV 再活性化に対する治療が強く推奨されて

いる[1]．本稿では，DIHS に関わる CMV 再活性化・感染症の検査法とその解釈について概要する．

CMV 再活性化と CMV 感染症

CMV は，ヘルペスウイルス科に属する 2 本鎖 DNA ウイルスで，通常は，幼少時に不顕性感染の形で感染が成立し，生涯その宿主に潜伏感染する．IgG 抗体保有率でみると，日本人の抗体保有率は約 70〜90％で，乳幼児期にほとんどの人が感染を経験していると考えられる[2]．通常，潜伏感染の状態で経過し，この状態では，感度の高い検査を行っても，ウイルスは検出されることはなく，症状を呈することもない．しかし，化学療法や同種造血細胞移植，臓器移植，免疫抑制剤の使用などで高度に免疫抑制状態になった場合，免疫系によるウイルスの増殖抑制が弱まることで，体内で再びウイルスが増加し，検査で検出できるようになる．この状態が CMV の再活性化である．CMV 再活性化がみられた患者すべてで CMV 感染症が発症するわけではなく，ある一定レベル以

---

* Katsuto TAKENAKA, 〒791-0295 愛媛県東温市志津川　愛媛大学大学院医学系研究科血液・免疫・感染症内科学，教授

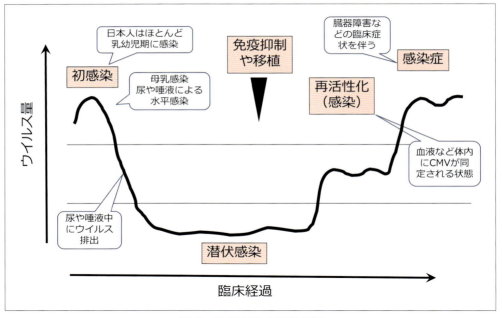

図 1. CMV 感染の臨床経過

（筆者にて作成）

上にウイルスが増加すると，CMV 感染症を発症する（図1）．したがって，免疫不全状態で合併する CMV 感染症のほとんどは，潜伏感染からの再活性化によるものである．CMV 感染症としては，発熱，倦怠感などの全身症状のほかに，ウイルスの侵襲部位によって，肺炎，胃腸炎，網膜炎，肝炎，稀であるが，脳炎を発症し，肺炎では呼吸困難，胃腸炎では腹痛や頻回の下痢や下血，網膜炎では視野異常などの症状が出現する[3]．CMV 感染対策においては，CMV 再活性化と CMV 感染症を区別することが重要である[4,5]．

CMV 感染の検査と診断

CMV 再活性化や CMV 感染症の臨床経過を評価するためには，CMV ウイルス量を定量的に評価する検査が必要である．現在，本邦の実地臨床では，CMV 抗原血症検査，標準化定量 PCR 法が用いられている（表1）．

CMV 抗原血症検査は，CMVpp65 抗原に対するモノクローナル抗体を用いて，ペルオキシダーゼ法により末梢血中の CMV 抗原陽性細胞（多形核白血球）を検出する方法である．本邦では，HRP-C7 法と C10/C11 法の抗体の種類が異なる2つの測定系がある．いずれの方法も，末梢血より分離した多形核白血球を，スライド1枚に対して，15万個サイトスピン処理し，抗 CMVpp65 抗原モノクローナル抗体を用いて，白血球中の CMV 抗原を検出する．いずれの方法でも，1スライド上には，30,000〜50,000 個の白血球が固定・染色されている．光学顕微鏡で全視野を観察し，CMV 抗原陽性細胞数を目視にてカウントし，HRP-C7 法では白血球 50,000 個あたりの陽性細胞数として報告され，C10/C11 法では，2スライド作成し，それぞれのスライドあたりの陽性細胞数が報告される．いずれの方法を用いても，1スライドあたりの陽性細胞数は高い相関係数を示す．造血細胞移植領域では，豊富な使用経験があり，CMV 抗原血症検査は，CMV 感染症の診断における感度および特異度が高く（>85％），陽性細胞数は，病勢や治療経過と相関し，宿主の免疫能と逆相関することが明らかにされている[5〜7]．

一方，標準化定量 PCR 法は，直接 CMV DNA を増幅し検出する方法である．国内でも，2020年8月に保険収載された．WHO による international

表1. CMV感染の検査法：CMV抗原血症検査と標準化定量PCR法の比較

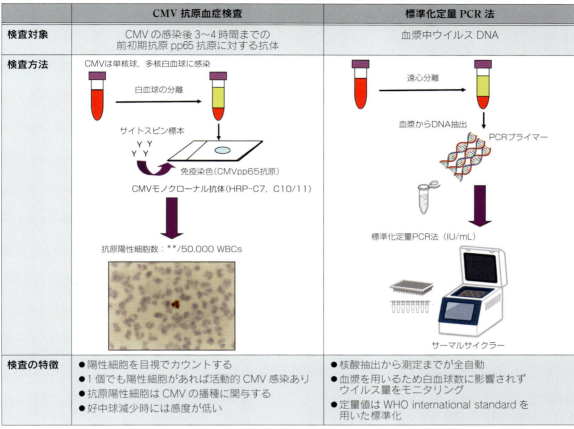

（筆者にて作成）

standard(IS)が導入され，施設間，異なる測定法での比較ができるようになった[8]．海外では，定量PCR法は，CMV抗原血症検査よりも感受性が優れており，CMVウイルス量をモニタリングする方法として第1選択とされている[9]．したがって，国内においても，CMVモニタリングの検査法としては，徐々にCMV抗原血症検査から標準化定量PCR法に移行していくものと思われる．

いずれの方法も，CMV感染症の発症に先行して陽性化し，定量性があることから，CMV感染のモニタリング，治療開始および治療終了の指標として用いることができる．しかし，CMV抗原血症検査では，CMV肺炎に対しての先行性は高いものの，CMV胃腸炎では，先行性は低く（20〜30％），発症時にも陽性率は50％程度と感度が低いため，注意が必要である．

CMV感染症の診断には，侵襲部位あるいは臓器に由来する症候に加えて，侵襲部位あるいは臓器のCMV感染の証明が必要である（proven disease）[3]．臓器症状と血液検体からのCMV検出のみではCMV感染症の診断には不十分で（probable disease），確定診断には，侵襲臓器からの生検組織を用いた病理学的検査でCMV感染の証明（核内封入体保有細胞の検出や免疫組織陽性など）が求められる．ただし，CMV網膜炎は特徴的な網膜所見のみでも診断されるため，CMV感染の証明は必須ではない[4)10]．しかし，CMV肺炎や胃腸炎を疑った場合にも，病状により，気管支鏡検査や消化管内視鏡検査などによる組織からの検体採取が困難な状況も多く，その場合には，CMV抗原血症検査やPCR法の結果と臨床所見を併せて総合的に判断せざるを得ないこともある[5]．

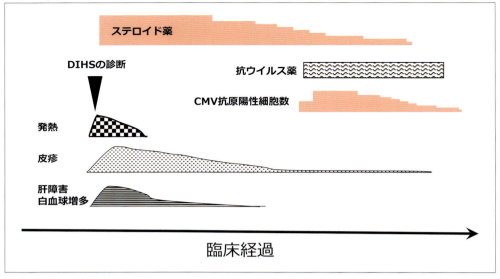

図 2. 当院で経験した DIHS 症例の臨床経過の概要

（筆者にて作成）

DIHS における CMV 感染対策

DIHS においては，病初期に生じる全身症状と臓器障害の寛解を目指して，中等量～高用量のステロイド薬の開始が推奨されており，発症3～5週間前後で約 20% の症例で CMV が再活性化し，再活性化した症例の一部では，腸炎，肺炎など CMV 感染症を発症することがあり，死亡例も報告されている．したがって，DIHS の治療中は，常に CMV 再活性化や CMV 感染症の発症に留意することが必要である．

図2に当施設で経験した DIHS 症例の臨床経過の概要を示す．症例は 70 歳代男性で，被疑薬は ST 合剤であった．顔面，躯幹に紅斑を認め，DIHS の診断の元に，高用量のステロイドが開始となった．ステロイド開始後，徐々に紅斑は改善し，当初みられた肝障害も改善した．しかし，治療開始後4週間で，CMV 抗原が陽性となり，CMV 再活性化に対してガンシクロビルを開始，CMV 抗原が陰性化後に，軽快退院となった．

このような症例で CMV モニタリングが必要であるかどうかについては，明らかなエビデンスはないが，CMV 再活性化の頻度を考慮すると中等量以上のステロイド薬投与例では，モニタリングを考慮すべきと思われる．Mizukawa らは，年齢，DIHS 発症後の薬剤曝露日数，アロプリノール投与歴，メチルプレドニゾロンパルス療法，皮疹の範囲，38.5℃ 以上の発熱，食思不振の日数，腎障害，肝障害，CRP をもとに DIHS/DRESS(drug reaction with eosinophilia and systemic symptoms)スコアを開発し，スコア4点以上は，その後の CMV 感染症の発症や合併症と強く相関することを明らかにしている[11]．少なくともこのスコアシステムで重症あるいは中等症と判断される場合には，CMV モニタリングは実施すべきである．CMV モニタリングの方法としては，前述の CMV 抗原血症検査もしくは標準化定量 PCR 法が進められる．モニタリングの頻度としては，明らかな基準はないが，同種造血細胞移植後では，週1回のモニタリングが推奨されている[5]．

CMV 再活性化を認めた場合には，肺炎，消化管出血，下痢，肝障害など CMV 感染症を発症していないか，胸部～腹部 CT などの画像検査，必要に応じて消化管内視鏡検査，眼底検査を行う．CMV 感染症を発症した場合は直ちに抗ウイルス薬による治療を開始する．

DIHS において，CMV 再活性化を認めた場合，抗ウイルス薬を投与するかどうかについては明らかなエビデンスはない．同種造血細胞移植後では，移植後 CMV モニタリングを行い，CMV 感染症発

症のハイリスク患者を選別して抗ウイルス薬の投与を開始し，先制治療が一般的である．CMV が検出されても，先制治療開始基準(カットオフ値)未満で，臨床所見を認めない非症候性CMV感染の場合には，モニタリングを継続し，逆に臨床所見を認めなくても，先制治療開始基準(カットオフ値)を超えるCMV が検出された場合は，抗ウイルス薬による先制治療を開始する．この方法は，不必要な抗ウイルス薬の投与を避け，なおかつCMV 感染症の発症抑制に有効な方法である．方法でCMV DNA またはCMV 抗原の検出に基づく先制治療は，CMV 感染症の発症抑制に有効である[12)~14)]．先制治療のウイルス量の開始閾値(カットオフ値)は，同種造血細胞移植でこれまで得られたエビデンスに基づく推奨値が，造血細胞移植ガイドラインに記載されているが，DIHS 症例に適応可能かについてはエビデンスがなく，実際の運用にあたっては，それぞれの症例のリスクに応じた判断が必要である[5)]．なお，同種造血細胞移植や臓器移植では，レテルモビルがCMV 感染症の発症抑制で承認されており，特に同種造血細胞移植後の実地臨床では，前述の先制治療からレテルモビル予防に移行しつつある．ただし，移植以外のCMV 感染症の発症抑制にレテルモビルは承認されていないため，DIHS 症例では用いることができない．ガンシクロビルやホスカルネットは，骨髄抑制や腎障害から長期連用が困難で，保険承認もされていないことから，予防投与として用いることは困難である．したがって，DIHS 症例においては，CMV モニタリングと，その結果に基づく抗ウイルス薬による先制治療が現実的である．なお，薬剤性過敏症症候群診療ガイドライン2023 では，「CMV 再活性化を確認した場合には，重篤な CMV 感染症を引き起こさないように積極的な治療導入を考慮する」と記載されており，また，DIHS 症例では，高用量のステロイド薬投与されていることが多く，CMV モニタリング中の初回 CMV 検出時に，既に高ウイルス量を呈している場合も多いことから，リスクが低い症例を除いて，積極的に先制治療を考慮すべきである．

　先制治療における抗ウイルス薬としては，ガンシクロビルが最も用いられているが，ガンシクロビルのプロドラッグで経口薬のバルガンシクロビルも，しばしば用いられる．一方，ホスカルネットは，好中球減少時や骨髄抑制などの副作用がある場合に用いられるが，同種造血細胞移植後の先制治療における有効性については，無作為比較試験において，ガンシクロビルと同等性が示されている．薬剤選択にあたっては，有害事象などを含めて検討するが，いずれの薬剤も，腎機能による用量調節が必要である．先制治療は，抗ウイルス薬を少なくとも2週間投与し，CMV の消失を確認して終了する．先制治療を2週間行ったあとも，CMV が検出される場合は，投与量を初期投与量から維持投与量に変更して継続し，同様に，CMV の消失を確認して先制治療を終了する．抗ウイルス薬の投与量については，各薬剤の電子添文もしくは造血細胞移植ガイドラインを参照されたい[5)]．免疫抑制下で先制治療開始2週間以内のCMV ウイルス量の増加は，必ずしも抗ウイルス薬耐性を意味しないため，臨床所見に変化がなければ，そのまま抗ウイルス薬は継続し，モニタリングも継続する．先制治療は，CMV 抗原血症検査では2回陰性，標準化定量PCR 法では1回陰性を確認して終了する．先制治療により，いったんCMV が消失しても，再度CMV が増加することがあるため，ステロイド薬投与中はCMV モニタリングを継続すべきである．

　DIHS では，ステロイド薬が高用量で開始される場合も多く，CMV が再活性化した場合，ウイルス量のコントロールを考慮した場合，早期のステロイド薬減量が望ましいが，DIHS においては，急激なステロイド薬の減量により，免疫再構築症候群でみられるような様々な感染症の顕性化や，それによる臓器障害を認めることもあることから，ステロイド薬の減量は，CMV のコントロールと，DIHS による皮疹や臓器障害をみつつ，慎重に判断すべきである[11)15)]．

おわりに

DIHS 発症後には，しばしば CMV 再活性化を認め，一部の症例では，CMV 感染症を発症し，CMV 感染は，DIHS の臨床経過に重篤な影響を与える．特に高用量ステロイド薬で治療開始後は，CMV モニタリングによって，CMV 再活性化を早期に捉え，抗ウイルス薬による先制治療により CMV 感染症の発症抑制を行うべきである．

文献

1) 日本皮膚科学会薬剤性過敏症症候群診療ガイドライン策定委員会：薬剤性過敏症症候群診療ガイドライン 2023. 日皮会誌, **134**(3)：559-580, 2024.
2) Furui Y, et al：Cytomegalovirus(CMV)seroprevalence in Japanese blood donors and high detection frequency of CMV DNA in elderly donors. *Transfusion*, **53**(10)：2190-2197, 2013.
3) Ljungman P, et al：Definitions of Cytomegalovirus Infection and Disease in Transplant Patients for Use in Clinical Trials. *Clin Infect Dis*, **64**(1)：87-91, 2017.
4) Ljungman P, et al：Definitions of cytomegalovirus infection and disease in transplant recipients. *Clin Infect Dis*, **34**(8)：1094-1097, 2002.
5) 日本造血・免疫細胞療法学会ガイドライン委員会 サイトメガロウイルス感染症部会：ウイルス感染症の予防と治療 サイトメガロウイルス感染症 (第 5 版). 造血細胞移植学会ガイドライン, 2022.
6) Gondo H, et al：Cytomegalovirus(CMV)antigenaemia for rapid diagnosis and monitoring of CMV-associated disease after bone marrow transplantation. *Br J Haematol*, **86**(1)：130-137, 1994.
7) Takenaka K, et al：Increased incidence of cytomegalovirus(CMV)infection and CMV-associated disease after allogeneic bone marrow transplantation from unrelated donors. The Fukuoka Bone Marrow Transplantation Group. *BMT*, **19**(3)：241-248, 1997.
8) Preiksaitis JK, et al：Are We There Yet? Impact of the First International Standard for Cytomegalovirus DNA on the Harmonization of Results Reported on Plasma Samples. *Clin Infect Dis*, **63**(5)：583-589, 2016.
9) Ljungman P, et al：Guidelines for the management of cytomegalovirus infection in patients with haematological malignancies and after stem cell transplantation from the 2017 European Conference on Infections in Leukaemia(ECIL 7). *Lancet Infect Dis*, **19**(8)：e260-e272, 2019.
10) Ljungman P, et al：Management of CMV, HHV-6, HHV-7 and Kaposi-sarcoma herpesvirus (HHV-8) infections in patients with hematological malignancies and after SCT. *BMT*, **42**(4)：227-240, 2008.
11) Mizukawa Y, et al：Drug-induced hypersensitivity syndrome/drug reaction with eosinophilia and systemic symptoms severity score：A useful tool for assessing disease severity and predicting fatal cytomegalovirus disease. *J Am Acad Dermatol*, **80**(3)：670-678 e2, 2019.
12) Boeckh M, et al：Successful modification of a pp65 antigenemia-based early treatment strategy for prevention of cytomegalovirus disease in allogeneic marrow transplant recipients. *Blood*, **93**(5)：1781-1782, 1999.
13) Boeckh M, et al：Cytomegalovirus pp65 antigenemia-guided early treatment with ganciclovir versus ganciclovir at engraftment after allogeneic marrow transplantation：a randomized double-blind study. *Blood*, **88**(10)：4063-4071, 1996.
14) Goodrich JM, et al：Early treatment with ganciclovir to prevent cytomegalovirus disease after allogeneic bone marrow transplantation. *NEJM*, **325**(23)：1601-1607, 1991.
15) Sueki H, et al：Drug allergy and non-HIV immune reconstitution inflammatory syndrome. *Allergol Int*, **71**(2)：185-192, 2022.

◆特集／Update 今の薬疹を知る

SJS/TEN
―問題点と最新の知見を含めて―

渡辺秀晃*

Key words：Stevens-Johnson 症候群(Stevens-Johnson syndrome)，中毒性表皮壊死症(toxic epidermal necrolysis)，全国疫学調査(nationwide epidemiological survey)，human leukocyte antigen：HLA，clinical risk score for toxic epidermal necrolysis：CRISTEN

Abstract 重症多形滲出性紅斑に関する調査研究班(厚生労働省 難治性疾患政策研究事業)によって 2016~2018 年の Stevens-Johnson 症候群(SJS)/中毒性表皮壊死症(TEN)に関し第 2 回目の全国疫学調査が行われた．驚くべきことに 2005~2007 年に行った第 1 回全国疫学調査と比較して死亡率は SJS，TEN ともに増加していた．同研究班では既にこの結果を鑑み，SJS/TEN の発症機序の詳細な解明，薬疹を起こしやすい薬剤と HLA の関連についての検索，病態から考えた新しい治療法の開発，死亡予後スコアの作成などについて多方向から精力的に検討を進めている．特に治療法に関し力を入れ，救命率を増やし，オーダーメード医療につながる研究を行っている．それらをもとに最新の知見について記載された SJS/TEN のガイドライン改訂版(補遺)が完成間近である．

はじめに

2016 年に Stevens-Johnson 症候群(SJS)/中毒性表皮壊死症(TEN)のガイドラインが作成され[1]，特に SJS に関しては 2005 年の診断基準になかった皮膚生検が必須となったことから「厳しい」診断基準となった．つまり SJS に関しては，診断に生検の必要性が追加されたため，皮膚科医の介在がなくては確定診断できないものとなった．第 2 回 SJS/TEN 全国疫学調査は重症多形滲出性紅斑に関する調査研究班(厚生労働省 難治性疾患政策研究事業)によって 2016~2018 年の SJS/TEN の患者を対象に行われた[2]．第 1 回全国疫学調査(2005~2007 年)[3]の結果と比べ，眼合併症・後遺症に関しては著しく低下したものの，死亡率は高率となっていた．死亡率の増加の背景の 1 つとして，高齢者の増多に伴う担癌患者の増多が推測されているが[2]，今後我々皮膚科医による新しい治療法を含む検討・研究がより積極的になされていくことで，死亡率を減少させていくことにつながる．

SJS/TEN の概念

SJS/TEN は，38℃以上の高熱や全身倦怠感などの症状を伴い，眼・口腔内・外陰部粘膜などを含む全身に紅斑・びらん・水疱が多発し，表皮の壊死性障害を認める疾患である[1]．SJS/TEN は同一のスペクトラム上にある疾患で，本邦では SJS はびらん・水疱が体表面積の 10％未満，TEN では 10％以上としている[1] (図 1-c~e，表 1)．

SJS/TEN の皮疹の特徴

SJS/TEN では高熱や全身倦怠感などの症状を伴って，口唇・口腔内・眼・外陰部などを含む全身に紅斑・びらん・水疱が多発する[1]．しかしながらこれらの症状は多形紅斑，特に多形紅斑重症型である EM major(EMM)でもみられ鑑別が重要となる．SJS の 2016 年ガイドラインでは確定診断に生検が必要となるが，さらに「多形紅斑重症型を鑑別する」という項目も必須要件に加わった．

---

* Hideaki WATANABE，〒224-8503 横浜市都筑区茅ケ崎中央 35-1 昭和大学横浜市北部病院皮膚科，教授/診療科長

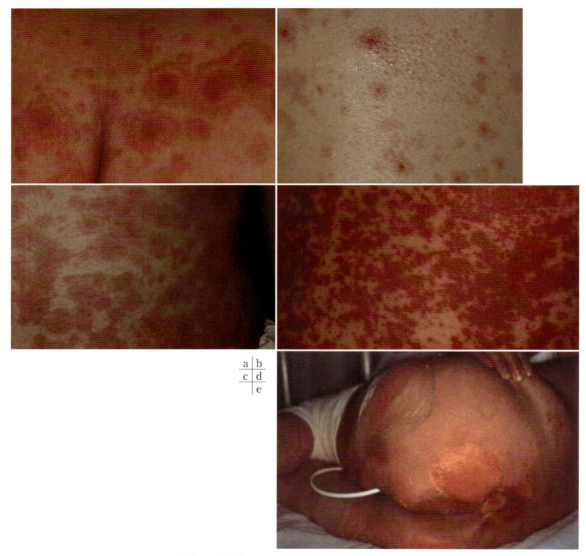

図 1. SJS/TEN，多形紅斑でみられる紅斑
a：Raised typical target. 浮腫性3相性の紅斑が特徴的．主に多形紅斑でみられる．
b：Atypical raised target. 浮腫性で2相性の紅斑．主に多形紅斑でみられる．
c：Flat atypical target. 平坦でときに中心に小水疱・水疱を伴う紅斑．SJS/TEN でみられる．
d：Purpuric macules with/or blisters. 比較的広範囲に紫紅色から褐色調の斑や水疱．SJS/TEN でみられる．
e：TEN のびまん性紅斑型（電撃型）の臨床像．全身にびまん性紅斑が出現後，早期に表皮剝離がみられる．

SJS/TEN の皮疹の特徴に関して，重症型薬疹拠点病院の認定講習会などで紹介してきたが未だ多くの皮膚科専門医が認知しているとは言い難い．
　EMM では浮腫性3相性の紅斑（raised typical target：図1-a），もしくは浮腫性で2相性の紅斑（atypical raised target：図1-b）が四肢中心にみられる[4)5)]．ときに顔面や軀幹にもみられるが，そのような分布は小児に多い傾向がある[6)]．SJS/TEN では皮疹は顔面・軀幹を中心にみられ，個疹は平坦でときに中心に小水疱・水疱を伴う（flat atypical target：図1-c）[4)5)]．また，比較的広範囲に紫紅色から褐色調の斑や水疱がみられる purpuric macules with/or blisters（図1-d）も SJS/TEN に特徴的な皮疹である[4)5)]．また，TEN では

表 1.

スティーヴンス・ジョンソン症候群(Stevens-Johnson syndrome；SJS)の診断基準(2016)
主要所見(必須) 1．皮膚粘膜移行部(眼，口唇，外陰部など)の広範囲で重篤な粘膜病変(出血・血痂を伴うびらん等)がみられる． 2．皮膚の汎発性の紅斑に伴って表皮の壊死性障害に基づくびらん・水疱を認め，軽快後には痂皮，膜様落屑がみられる．その面積は体表面積の10％未満である．但し，外力を加えると表皮が容易に剝離すると思われる部位はこの面積に含まれる． 3．発熱がある． 4．病理組織学的に表皮の壊死性変化を認める． 5．多形紅斑重症型(erythema multiforme [EM] major)を除外できる．
中毒性表皮壊死症(toxic epidermal necrolysis；TEN)の診断基準(2016)
主要所見(必須) 1．広範囲に分布する紅斑に加え体表面積の10％を超える水疱・びらんがみられる．外力を加えると表皮が容易に剝離すると思われる部位はこの面積に含める．(なお，国際基準に準じて体表面積の10〜30％の表皮剝離は，SJS/TENオーバーラップと診断してもよい) 2．発熱がある． 3．以下の疾患を除外できる． 　・ブドウ球菌性熱傷様皮膚症候群(SSSS) 　・トキシックショック症候群 　・伝染性膿痂疹 　・急性汎発性発疹性膿疱症(AGEP) 　・自己免疫性水疱症

(文献1から引用)

全身にびまん性紅斑が出現後に表皮剝離がみられる電撃型(びまん性紅斑型：**図 1-e**)があるが，比較的稀である．繰り返しになるが，本邦では表皮剝離面積が10％未満のものをSJS，10％以上のものをTENと定義している[1]．

SJS/TENの病態

最近の研究ではSJS/TENの表皮細胞死には，アポトーシスとネクロプトーシスのほか，パイロコーシスという細胞死も考えられ，これらが複雑に絡みあっていると推測される．アポトーシスとネクロプトーシスには真皮に浸潤している単球より分泌されるアネキシンA1(ANXA1)が関与していることが報告されている．ANXA1が表皮細胞の受容体formyl peptide receptor(FPR1)に結合すると，RIP1およびRIP3がリン酸化されることで活性化し，MLKLのリン酸化を引き起こす．リン酸化されたMLKLは重合体を形成し，脂質二重膜中に入り込むことで物理的に膜を破壊し，細胞内液が漏出することでネクロプトーシスを引き起こすとされている．同時に，活性化されたRIP1とRIP3はFADD，TRADDやカスパーゼ8と複合体を形成し，カスパーゼ8を活性化する．この複合体は，カスパーゼ3と7を活性化し，細胞内標的タンパク質を次々切断することでアポトーシスが起こるとされている[7](**図 2**)．最近Kinoshitaらが好中球から放出されるneutrophil extracellular traps(NETs)がSJS/TENの病態形成に関与していることを報告した[8]．NETsもアネキシンA1から生じるアポトーシス/ネクロプトーシスの経路で細胞死を引き起こしているため，この経路を遮断する薬剤がSJS/TENの治療のターゲットとなる可能性がある(木下の稿(p.31〜)参照)．

SJS/TENの報告が多い薬剤

第2回SJS/TEN全国疫学調査[2]の結果，被疑薬はSJSでは抗菌薬，解熱消炎鎮痛剤，抗てんかん薬，消化性潰瘍治療薬，循環器疾患治療薬の順で多かった．TENでは抗菌薬，解熱消炎鎮痛剤，循環器疾患治療薬，消化性潰瘍治療薬，抗がん剤の順であった．上位3つは2005〜2007年の調査[3]と同様の結果であった．抗てんかん薬は前回の調査と比べSJSでは14％から7％，TENでは10％から3％に減少していた[2]．抗てんかん薬では，新規代替薬剤が保険適用となり既に汎用されていることが理由として推測される．

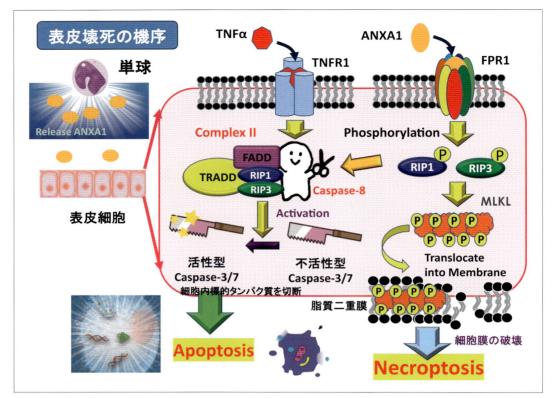

図 2. 表皮壊死の機序
SJS/TEN 病変部真皮に浸潤している単球より分泌されるアネキシン A1 が表皮細胞の受容体 FPR1 に結合すると，RIP1 および RIP3 がリン酸化されることで活性化し，MLKL のリン酸化を引き起こしネクロプトーシスを誘導する．一方で，活性化された RIP1 と RIP3 は FADD・TRADD やカスパーゼ 8 と複合体を形成する．この複合体は，カスパーゼ 3 と 7 を活性化しアポトーシスを誘導する．

（筆者作案）

薬剤性以外の原因

SJS/TEN は薬剤だけが原因でなくマイコプラズマ感染やヘルペスウイルスなどのウイルス感染に伴い発症することがあることを忘れてはならない．SJS/TEN 診断基準 2016 にもこの点が明記されている[1]．また原因不明の SJS/TEN も本邦・欧米から報告されている[3)9)]．筆者が経験した SJS/TEN 20 例では 15 例で薬剤性，2 例がマイコプラズマ感染症，3 例は原因不明であった[10]．他施設の報告では，52 例の SJS を検討し，原因の 53.8% が医薬品，15.4% がマイコプラズマ感染症を含む感染症，他 30.8% は原因不明という検討結果がある[11]．第 2 回の SJS/TEN 全国疫学調査[2]ではマイコプラズマ感染があったのは SJS 315 症例中 21 例で，そのうち被疑薬がない症例が 9 例，TEN 174 症例では 2 例でそのうち被疑薬がないのが 1 例であった．マイコプラズマ感染症による SJS/TEN では粘膜症状が強いという報告もあり[12)13)]，失明を含む眼症状がみられることから十分な注意を払う必要がある．患者への病気回復後の指導を考えると我々臨床医は，感染症などを念頭に置き血液検査・画像検査を入念に行い，しっかりと原因薬剤検索を行うことが必要である．

発症までの薬剤投与期間

欧米の報告では，SJS を発症するまでの薬剤投与期間については，アセトアミノフェンを除き，原因薬内服 4 日以降 8 週未満の症例がほとんどであるとしている[6]．本邦からの報告では，抗てん

かん薬は他剤と比べやや長い期間内服した後にSJS/TEN を発症している[2)3)]．Yamane ら[11)]は2000〜2013 年に経験した SJS の 41 例では，SJS 発症まで原因薬剤の平均内服期間は 18.0 日であったと報告している[7)]．

原疾患・既往歴・合併症

本邦の第 2 回 SJS/TEN 全国疫学調査[2)]では SJS の原疾患として第 1 位が感冒，第 2 位が悪性腫瘍，第 3 位がてんかん，第 4 位が自己免疫疾患，第 5 位が循環器疾患であった．TEN では第 1 位が悪性腫瘍，第 2 位が感冒，第 3 位が循環器疾患，第 4 位が呼吸器疾患，第 5 位が精神疾患・消化器疾患であった．前回の調査と比べ悪性腫瘍の割合が高かった．SJS では今回は悪性腫瘍が 14.0% と 2 番目に多かった．第 1 回 SJS/TEN 全国疫学調査では，良性・悪性腫瘍が原疾患の上位 5 位に入っていなかったのと比べ顕著に増加していた．さらにTEN では第 2 回全国疫学調査では原疾患として最も多く，第 1 回同調査で良性・悪性腫瘍が 9.1% だったのと比べ，おおよそ 2 倍近く増加していた．既往歴は，SJS 患者は高血圧・循環器疾患，糖尿病，消化器疾患，良性・悪性腫瘍等で過半数を占めていた[2)]．イギリスからは，SJS/TEN の 551 例の検討したところ，既往にうつ病，SLE，発症前の肺炎，慢性腎疾患，活動性のある悪性腫瘍が多かったという報告がなされている[14)]．

SJS/TEN の死亡率

第 2 回 SJS/TEN 全国疫学調査の結果，死亡率は SJS が 4.1%，TEN で 29.9% であった[2)]．第 1 回同調査[3)]で SJS の死亡率が 3%，TEN の死亡率が 19% であったのと比べ高く，TEN では約 10% 増多していた．その要因として，前回調査より TEN 患者の平均年齢が 6.6 歳高かったこと，原疾患として悪性腫瘍の割合が 8.7% 高かったことが推測される．さらに，経過中の腎機能障害の割合が前回調査 35% から 44% と，9% 増加したことも理由と考えられた[2)]．

原因薬剤同定法

薬疹，特に重症型薬疹の患者を治療した際は当然ながら原因薬を同定することがその患者が同じ薬疹を繰り返さないためにも医師にとって重要な役割となる．EM，SJS/TEN，薬剤性過敏症症候群などではパッチテストや薬剤添加リンパ球刺激試験（DLST）が原因薬剤同定法として有用である．特に DLST は非侵襲性であるため上手に活用することが重要であり，病初期に陰性でも経過中や皮疹消退後に陽性となることも多いため行うべき検査の 1 つである．当科で経験した SJS/TEN 患者では DLST は 11 症例中 7 症例が陽性であった．SJS/TEN では DIHS とは逆に急性期に DLST が陽性となりやすく，治癒期には陰性となる傾向が高いことが報告されているが[15)]，我々の結果はその逆の傾向を示した．今後症例の蓄積を重ねたうえでのさらなる検討が必要である．現時点では少なくとも発症時と軽快後の 2 ポイントで DLST を施行しておくことを推奨する．薬剤によっては分解産物の DLST を施行すべきである．抗癌剤は細胞毒性があるため DLST の S.I. 値が低く出る可能性（希釈を十分行うため感度も低くなる）があり，逆に DNA 合成を阻害するメソトレキセートや TS-1 では，DNA の再利用機構であるサルベージ経路を活性化しチミジンの取り込みが増加してしまい，S.I. 値が高くなってしまう偽陽性の可能性を念頭に置かなければならない[16)]．さらに，NSAIDs やアセトアミノフェンでは PGE2 合成阻害作用により偽陽性になりやすいことが広く知られており，バンコマイシン，クロレラ，漢方薬，ワクチン，乳酸菌製剤等も偽陽性になりやすい薬剤として知られている[16)]．DLST においてプレドニン換算で 0.8〜1 mg/kg/日の投与はその結果に影響を与えないことが示されている[15)]．いずれにしても DLST の結果は，薬疹の病型・検査を施行する時期・薬剤の性質などによって大きく左右され得ることを知っておく必要がある[16)]．本邦では DLST の陽性率は全薬疹で 42%，54.2% などと報告さ

れ，SJS/TEN では本邦報告例の陽性率は 33％ とするものや，42.6〜49.0％ などの報告がある[17]．第 1 回 SJS/TEN 全国疫学調査の結果では，DLST 陽性率は SJS で 32.3％，TEN で 28.6％ であった[3]．

パッチテストも有用な検査である．本検査は被疑薬が多数ある場合，多数の薬剤に対する反応を同時にみることができるという点で一見有用に思えるが，逆に多くの薬剤を経皮的に感作させてしまう可能性があることを肝に銘じておく必要がある．SJS および TEN でのパッチテスト陽性率はそれぞれ 12.4％，9.2％ との報告がある[3,18]．

SJS/TEN に有効な治療

2015 年に重症型薬疹のエキスパートである Roujeau らのグループが Br J Dermatol 誌において，ステロイド全身療法とサポーティブ療法で致死率は変わらないこと，IVIG 療法は SJS/TEN に効果が乏しいこと，サリドマイドはある程度の有用性は認めるが催奇性があり使用し難いことなどから，現在サポーティブ療法を超える治療法はないのではないかと，消極的な報告を行っている[19]．その後，ステロイド全身療法は死亡率が 16.3％ であったが，サポーティブ療法の致死率は 26.3％ であったとの結果が得られ，さらに，TNF-α 阻害薬であるエタネルセプト療法がサポーティブ療法と比べ統計学的有意差を持って死亡率を下げることが報告された[20]．第 2 回 SJS/TEN 全国疫学調査の結果では，サポーティブ療法・SCORTEN スコアから予想される死亡率と実際の死亡率の比を治療法別に検討したところ，統計学的有意差をもって死亡率が低下したのは高用量ステロイド療法とステロイドパルス療法であることがわかった[2]．現在「ステロイド全身療法により効果不十分であったスティーヴンス・ジョンソン症候群（SJS）および中毒性表皮壊死症患者（TEN）を対象とするエタネルセプト療法」が特定臨床研究（日本医療研究開発機構（AMED）臨床研究・治験推進研究事業：阿部理一郎班長）として行われ[21]，その検討結果が待たれる．

SJS/TEN の診断基準のコンセプト

医薬品医療機器総合機構の最新のデータ[22]によれば，令和元年から令和 6 年において薬剤による副作用による健康障害の器官別大分類で，皮膚および皮下組織障害がすべての臓器中で第 1 位であり，その内訳は，多形紅斑（erythema multiforme：EM）が第 1 位で 33.2％，第 2 位は薬剤性過敏症症候群の 21.0％，第 3 位が紅斑丘疹型薬疹の 11.4％，第 4 位が皮膚粘膜眼症候群（Stevens-Johnson syndrome：SJS）の 9.5％，第 5 位が中毒性表皮壊死症（Lyell 症候群，toxic epidermal necrolysis：TEN）で 9.3％ であった．医薬品副作用救済制度において副作用・感染症被害判定部会において，診断書で SJS と診断された事例が最終的に正しく SJS/TEN と診断されたのは 60％ 弱，皮膚科医の診断正確度は約 60％，皮膚科以外の医師の診断正確度は 40％ 弱であったという報告がある[23]．この結果から多形紅斑（erythema multiforme：EM）と SJS/TEN の鑑別が非常に難解であることが容易に想定される．このような状況を念頭に SJS の診断基準の主要所見には「多形紅斑重症型（EM major）を除外できる」という項目が追加されている．繰り返しになるが，SJS と EM major の鑑別に必要となる皮膚生検は，SJS 旧診断基準（2005 年）では副所見であったが[3]，新しい診断基準 2016 年[1]においては主要所見に加えられた．さらに，SJS 診断基準の主要所見 2 では，表皮の壊死性障害の反映としての皮膚所見である「表皮剝離」が「落屑」と混同されているケースがあるため，表皮の壊死性障害に基づくびらん・水疱を認め，軽快後には痂皮・膜様落屑がみられることが明記された[1]．さらに「外力を加えると表皮が容易に剝離すると思われる部位はこの面積に含まれる」という記載も加わった．これにより，慣れた皮膚科医なら紅斑をみてこれが壊死性変化による紅斑で表皮剝離と推測できるが，水疱やびらんがなければ表皮剝離とみなせない医師はそれができないことになる[24]．

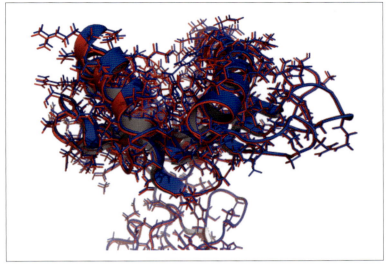

図 3. *HLA-B*13:01* と *HLA-B*13:02* の立体構造
ジアフェニルスルフォンによる重症型薬疹と関連する *HLA-B*13:01* と，薬疹との関連がいわれていない *HLA-B*13:02* 立体構造．*HLA-B*13:01* と *HLA-B*13:02* は 94, 95, 97 番目のアミノ酸残基の 3 残基のみの違いしかないことがわかっている．HLA-コンピュータ解析の結果，この 2 つの立体構造は 99％以上の相同性を持つことがわかった．

（文献 28 より改変）

SJS/TEN の遺伝的発症リスク

2004 年に Chung らが Han Chinese においてカルバマゼピンによる SJS/TEN 患者では有意に *HLA-B*15:02* を有していることが発表され[25]，その後重症多形滲出性紅斑に関する調査研究班が携わった検討で，日本人では Han Chinese と違い *HLA-*A31:01* が関与していることがわかり[26]，遺伝的背景の重要性が重要視され，研究が進んでいる．カルバマゼピンのほか，サルファ剤と *HLA-A*11:01* などの関連が報告されている[27]．さらに薬疹患者から得られた 70 万 SNP 情報をもとに，遺伝統計学的解析がなされ 1500 万 SNP 情報，8 つの HLA 遺伝子型情報から構成される統合データーベースの構築がなされ，多くの薬剤と患者の持つ遺伝的背景の報告が次々となされている．本誌，筵田の稿を参照されたい（p. 49〜）．

筆者らは，3 次元立体構造を検討することで，重症型薬疹を起こしやすい薬剤とそれに関連する HLA との結合形態を検討した[28]．まずジアフェニルスルフォンによる薬疹が *HLA-B*13:01* 保因者に生じやすいことから[29]，*HLA-B*13:01* と薬疹との関連が言われていない *HLA-B*13:02* の比較検討を行った．すると，この 2 つの HLA では 94, 95, 97 番目のアミノ酸残基の 3 残基のみの違いしかないことがわかった．*HLA-B*13:01* と *HLA-B*13:02* の立体構造は 99％以上の相同性を持つことがわかった（図 3）．この 3 つの 94, 95, 97 残基を中心に HLA の立体構造を調べると，その部位ではポケットを形成していることがわかった．薬疹を生じやすい *HLA-B*13:01* では 95 番目のアミノ酸残基が側鎖の小さいイソロイシンであるためサブポケットが形成されていたが，薬疹を生じ難い *HLA-B*13:02* では 95 番目のアミノ酸残基が側鎖の大きいトリプトファンであるため，サブポケットを埋めて小さくしていることがわかった．つまりこの *HLA-B*13:01* にある大きなサブポケットに薬剤が結合するのではないかと推測した（図 4）．そこで精密分子ドッキング法を用いて *HLA-B*13:01*，*HLA-B*13:02* の 2 つの HLA とジアフェニルスルフォンの結合様式を解析した．その結果，*HLA-B*13:01* とジアフェニル

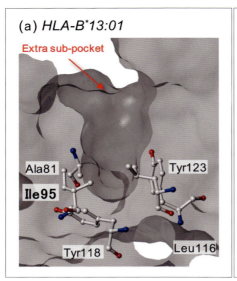
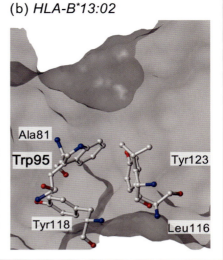

図 4. HLA-B*13:01 におけるサブポケット形成
ジアフェニルスルフォンによる重症型薬疹と関連する HLA-B*13:01 では 94, 95, 97 番目のアミノ酸残基の部位でポケットがみられる．95 番目のアミノ酸残基が側鎖の小さいイソロイシンであるためサブポケットが形成される．薬疹を生じ難い HLA-B*13:02 では 95 番目のアミノ酸残基が側鎖の大きいトリプトファンであるため，サブポケットを埋めて小さくしている．

（文献 28 より改変）

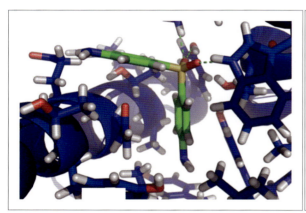
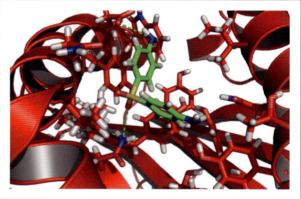

図 5. HLA-B*13:01, HLA-B*13:02 の 2 つの HLA とジアフェニルスルフォンの結合様式
HLA-B*13:01 ではジアフェニルスルフォンがポケットに嵌まり込むように結合しているのに対し，HLA-B*13:02 ではジアフェニルスルフォンが HLA の表面に張り付く形態をしている．

（文献 28 より改変）

スルフォンは，HLA-B*13:01 のみに存在するサブポケットを利用して結合すること，HLA-B*13:01 ではジアフェニルスルフォンがポケットに嵌まり込むように結合しているのに対し，HLA-B*13:02 ではジアフェニルスルフォンが HLA の表面に張り付く形態をしていることがわかった（図 5）．HLA-B*13:01 および HLA-B*13:02 と DDS の結合親和性の評価を，MM-GBSA 法（一点計算）を用いた結合自由エネルギーで（ΔG_{bind}）評価すると，ジアフェニルスルフォンと HLA-B*13:01 は HLA-B*13:02 との結合と比べ極めて強く結合していることが確認された．以上から薬疹と関連する HLA では薬剤が HLA の立体構造内のポケットに結合することで，薬剤と強く結合し，薬疹が発

症しやすくなっている可能性が示唆された．

最近では，anexinneA1の立体構造を解明し，anexinneA1のN末端ドメインは線状となっており，その部位がそのレセプターと結合する可能性を見出した．さらにその結合を阻害する薬剤を推測している(図6)(未発表データ)．

SJS/TEN 死亡予測スコア

これまで汎用されていた死亡予測スコア SCORTEN[30]は血液ガス濃度がないと正確にスコア化できないなど，日常診療にはやや使用しにくいものであった．第2回SJS/TEN全国疫学調査をもとに検討した結果，年齢，表皮剝離面積，悪性腫瘍の合併，糖尿病，腎機能障害，細菌感染症，心疾患，薬疹の原因薬としての抗菌薬の使用，眼・口・陰部3部位すべての粘膜障害，ステロイド全身投与治療歴といった初診時の臨床所見および既往歴による10項目で構成されるSJS/TEN死亡予測スコア CRISTEN(Clinical Risk Score for Toxic Epidermal Necrolysis)が出来上がった[31]．本誌，濱の稿(p.43〜)を参照されたい．

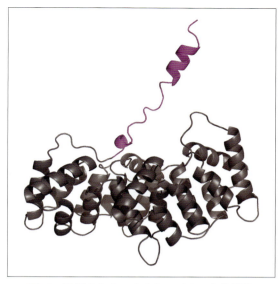

図6．予想されるアネキシンA1の立体構造
AnexinneA1のN末端ドメインは線状(紫色)となっており，その部位がそのレセプターと結合している可能性が示唆された．

文　献

1) 塩原哲夫ほか：重症多形紅斑スティーヴンス・ジョンソン症候群・中毒性表皮壊死症診断ガイドライン．日皮会誌，**126**：1637-1685, 2016.
2) Sunaga Y, et al：The nationwide epidemiological survey of Stevens-Johnson syndrome and toxic epidermal necrolysis in Japan, 2016-2018. *J Dermatol Sci*, **100**：175-182, 2020.
3) 北見　周ほか：Stevens-Johnson症候群ならびに中毒性表皮壊死症の全国疫学調査―平成20年度厚生労働科学研究費補助金(難治性疾患克服研究事業)重症滲出性紅斑に関する調査研究―．日皮会誌，**121**：2467-2482, 2011.
4) Assier H, et al：Erythema multiforme with mucous membrane involvement and Stevens-Johnson syndrome are clinically different disorders with distinct causes. *Arch Dermatol*, **131**：539-543, 1995.
5) Bastuji-Garin S, et al：Clinical classification of cases of toxic epidermal necrolysis, Stevens-Johnson syndrome, and erythema multiforme. *Arch Dermatol*, **129**：92-96, 1993.
6) Mockenhaupt M：The current understanding of Stevens-Johnson syndrome and toxic epidermal necrolysis. Expert Rev. *Clin Immunol*, **7**：803-815, 2011.
7) Saito N, et al：An annexin A1-FPR1 interaction contributes to necroptosis of keratinocytes in severe cutaneous adverse drug reactions. *Sci Transl Med*, **6**：245ra95, 2014.
8) Kinoshita M, et al：Neutrophils initiate and exacerbate Stevens-Johnson syndrome and toxic epidermal necrolysis. *Science Translational Medicine*, **13**：eaax2398, 2021.
9) Mockenhaupt M, et al：Stevens-Johnson syndrome and toxic epidermal necrolysis：assessment of medication risks with emphasis on recently marketed drugs. The EuroSCAR-study. *J Invest Dermatol*, **128**：35-44, 2008.
10) Watanabe R, et al：Critical factors differentiating erythema multiforme majus from Stevens-Johnson syndrome(SJS)/toxic epidermal necrolysis (TEN). *Eur J Dermatol*, **21**：889-894, 2011.
11) Yamane Y, et al：Retrospective analysis of Stevens-Johnson syndrome and toxic epidermal necrolysis in 87 Japanese patients--Treatment and outcome. *Allergol Int*, **65**：74-81, 2016.

12) Auquier-Dunant A, et al：Correlations between clinical patterns and causes of erythema multiforme majus, Stevens-Johnson syndrome, and toxic epidermal necrolysis：results of an international prospective study. *Arch Dermatol*, **138**：1019-1024, 2002.

13) Canavan TN, et al：Mycoplasma pneumoniae-induced rash and mucositis as a syndrome distinct from Stevens-Johnson syndrome and erythema multiforme：a systematic review. *J Am Acad Dermatol*, **72**：239-245, 2015.

14) Frey N, et al：The Epidemiology of Stevens-Johnson Syndrome and Toxic Epidermal Necrolysis in the UK. *J Invest Dermatol*, **137**：1240-1247, 2017.

15) Kano Y, et al：Utility of the lymphocyte transformation test in the diagnosis of drug sensitivity：dependence on its timing and the type of drug eruption. *Allergy*, **62**：1439-1444, 2007.

16) 永尾圭介：薬疹の検査法―薬剤添加リンパ球刺激試験(DLST)の原理と読み方. *MB Derma*, **198**：29-34, 2012.

17) 渡辺秀晃：Stevens-Johnson 症候群/TEN. 皮膚臨床, **54**：1454-1461, 2012.

18) 渡辺秀晃：重症型薬疹. 糖尿病診療マスター, **15**：65-68, 2017.

19) Heng YK, et al：Epidermal necrolysis：60 years of errors and advances. *Br J Dermatol*, **173**：1250-1254, 2015.

20) Wang CW, et al：Randomized, controlled trial of TNF-α antagonist in CTL-mediated severe cutaneous adverse reactions. *J Clin Invest*, **128**：985-996, 2018.

21) ステロイド全身療法により効果不十分であったスティーヴンス・ジョンソン症候群(SJS)及び中毒性表皮壊死症(TEN)患者を対象とするエタネルセプト療法. https://research-er.jp/projects/view/1126138

22) 独立行政法人医薬品医療機器総合機構：医薬品副作用被害救済制度 e ラーニング講座. https://pmda.nd-inc.co.jp/

23) 飯島正文：巷に蔓延する偽 Stevens-Johnson 症候群を駆逐せよ. 臨皮, **69**：540-541, 2015.

24) 塩原哲夫：「重症多形滲出性紅斑 スティーヴンス・ジョンソン症候群・中毒性表皮壊死症」の検証. 皮膚疾患最新の治療 2019-2020. pp.14-18, 南江堂, 2019.

25) Chung WH, et al：Medical genetics：a marker for Stevens-Johnson syndrome. *Nature*, **428**：486, 2004.

26) Ozeki T, et al：Genome-wide association study identifies HLA-A*3101 allele as a genetic risk factor for carbamazepine-induced cutaneous adverse drug reactions in Japanese population. *Hum Mol Genet*, **20**：1034-1041, 2011.

27) Nakamura R, et al：Association of HLA-A*11：01 with Sulfonamide-Related Severe Cutaneous Adverse Reactions in Japanese Patients. *J Invest Dermatol*, **140**：1659-1662, 2020.

28) Watanabe H, et al：A docking model of dapsone bound to HLA-B*13：01 explains the risk of dapsone hypersensitivity syndrome. *J Dermatol Sci*, **88**：320-329, 2017.

29) Zhang FR, et al：HLA-B*13：01 and the dapsone hypersensitivity syndrome. *N Eng J Med*, **369**：1620-1628, 2013.

30) Bastuji-Garin S, et al：SCORTEN：a severity-of-illness score for toxic epidermal necrolysis. *J Invest Dermatol*, **115**：149-153, 2000.

31) Hama N, et al：Development and Validation of a Novel Score to Predict Mortality in Stevens-Johnson Syndrome and Toxic Epidermal Necrolysis：CRISTEN. *J Allergy Clin Immunol Pract*, **11**：3161-3168, 2023.

◆特集／Update 今の薬疹を知る

SJS/TEN の病態にせまる

木下真直*

Key words：スティーブンス・ジョンソン症候群（Stevens-Johnson syndrome：SJS），中毒性表皮壊死症（toxic epidermal necrolysis：TEN），好中球（neutrophil），好中球細胞外トラップ（neutrophil extracellular traps：NETs）

Abstract Stevens-Johnson 症候群（Stevens-Johnson syndrome：SJS）／中毒性表皮壊死症（toxic epidermal necrolysis：TEN）の病態はこれまで獲得免疫機序が想定されていた．しかし，SJS/TEN 急性期の皮疹部には好中球も多く浸潤しており，好中球細胞外トラップ（NETs）を形成することで表皮細胞死（ネクロプトーシス）が誘発されること，この連鎖は急速に表皮壊死が進行する SJS/TEN 病態の 1 つであることがわかってきた．

Stevens-Johnson 症候群（Stevens-Johnson syndrome：SJS）／中毒性表皮壊死症（toxic epidermal necrolysis：TEN）は，広範囲に及ぶ皮膚の紅斑・びらん・水疱と，眼・口唇・陰部などの粘膜傷害を呈する重篤な皮膚疾患である．多くが薬剤に起因し，処方薬・市販薬いずれもが原因となる．通常，発熱など全身炎症を伴い，皮膚・粘膜傷害が急速に進行する．SJS/TEN の死亡率は 4.1〜29.9%[1]と現在でも高いどころか，高齢化などにより，さらに上昇傾向にある．また，SJS/TEN は治癒後にも視力低下や失明などの後遺症を残すことがある．その病態は，表皮または粘膜上皮の広範な壊死を特徴とする（図 1）．

これまで，SJS/TEN の病変部の表皮や水疱内には，多くの CD8⁺T 細胞が浸潤している[2]ことから，表皮壊死の病態は細胞障害性 T 細胞（cytotoxic T lymphocyte：CTL）により誘導されるアポトーシスと考えられてきた．CTL は perforin/granzyme B 経路[3]や Fas-Fas リガンド（FasL）経路により[4)5]，活性型カスパーゼを誘導することで

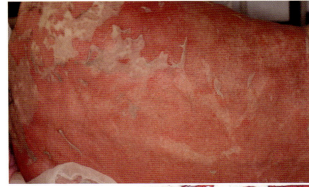
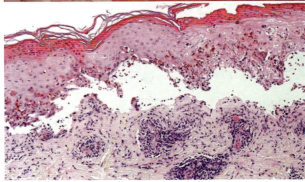

図 1．TEN でみられるびまん性の表皮壊死の臨床像と病理像

---

* Manao KINOSHITA，〒409-3898 中央市下河東 1110 山梨大学医学部皮膚科学講座，学部内講師

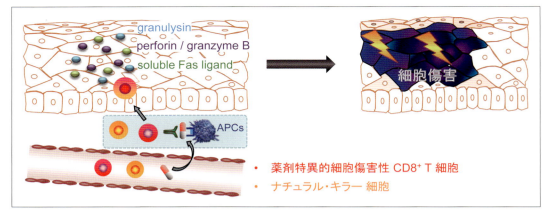

図 2. 従来の SJS/TEN の病態理解

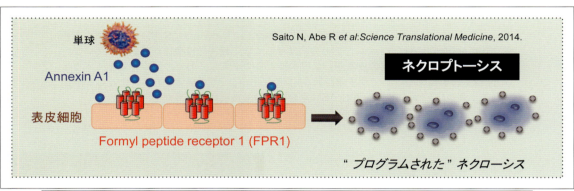

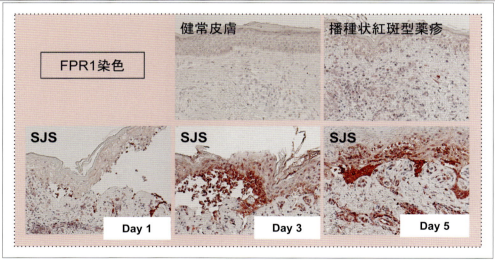

図 3.
SJS/TEN でみられる表皮細胞死は FPR1 を介するネクロプトーシスである．

表皮にアポトーシスを惹起する．さらに CTL や NK 細胞が産生する granulysin が細胞間の相互作用を必要とせずにアポトーシスを誘導し表皮障害性をもたらす機序も報告されている[6]（図 2）．

新潟大学の阿部理一郎教授らのグループは，SJS/TEN の表皮が formyl peptide receptor 1（FPR1）を発現しており，単球由来の annexin A1 が FPR1 に作用することで，ネクロプトーシス機序による表皮細胞死が誘発されることを明らかにした[7]．プログラムされたネクローシスの形態を

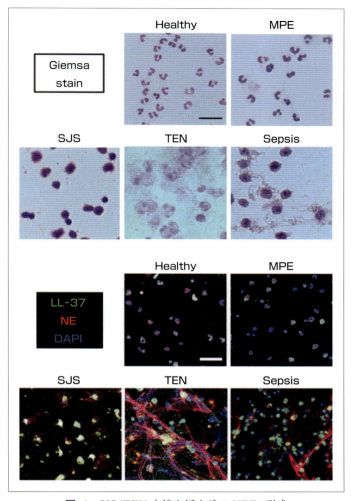

図 4. SJS/TEN 末梢血好中球の NETs 形成

とる細胞死をネクロプトーシスといい，周囲に細胞内容物を放出することで炎症を惹起する[8]．ネクロプトーシスは，炎症を起こさず速やかにマクロファージにより除去されるアポトーシスとは対照的である．表皮における FPR1 発現は播種状紅斑丘疹型薬疹ではみられず，SJS/TEN の表皮中〜下層にある"死にゆく"表皮細胞で発現している（図 3）．

これまで表皮に FPR1 発現が誘導されるメカニズムは不明であったが，山梨大学，新潟大学，重症薬疹研究班のグループは，SJS/TEN の初期段階で好中球が炎症を惹起し，表皮に FPR1 発現を誘導する機構を明らかにした[9]．

SJS/TEN 患者血液中で好中球数が一過性に減少する現象が報告されている[10]〜[12]．そこで，SJS/TEN 患者の好中球に異常があるのではないかと考えた．SJS/TEN の血液中の好中球を分離し，Giemsa 染色により観察すると，健常人や播種状紅斑丘疹型薬疹（MPE）と比較して，核が膨化し，細胞膜が不鮮明となっていた．また，アズール顆粒に存在する neutrophil elastase（NE）の免疫染色では，NE が網目状に伸びており，抗菌ペプチド LL-37 がそれにまとわりつく像が観察された．この形態変化は neutrophil extracellular traps（NETs）と呼ばれ，細菌などの生体内侵入に際し，好中球顆粒内物質・核構造物などを細胞外に放出し，細菌を捕獲・死滅させるための自然免疫機構である．そのため，敗血症（sepsis）でも NETs の形成がみられる（図 4）．

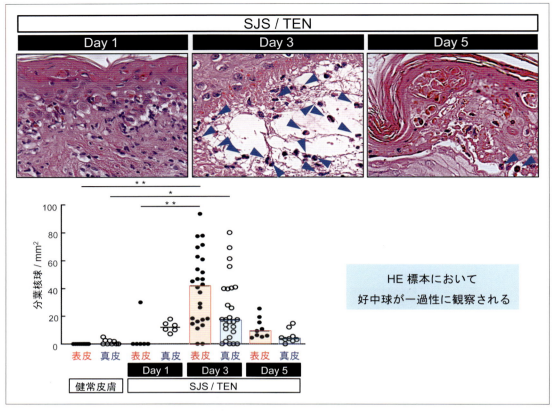

図 5. HE 染色で一過性に観察される好中球浸潤

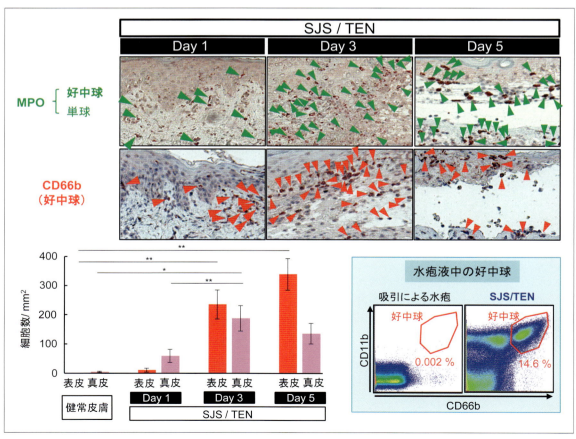

図 6. 免疫染色・フローサイトメトリーで観察される好中球浸潤

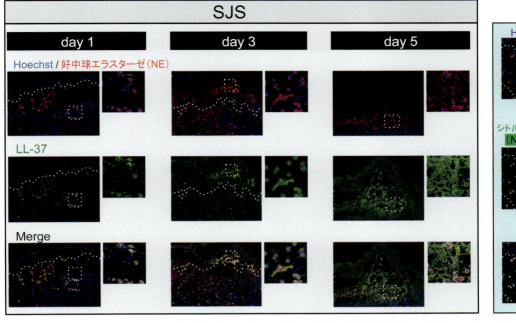

図 7. SJS/TEN 病変部に浸潤する好中球の NETs 形成

　そこで我々は，SJS/TEN 病態に好中球の活性化が関与している可能性を考えた．まず Hematoxylin-Eosin(HE)染色による SJS/TEN 初期の病理組織を経時的に観察した．Day 1 ではあまり好中球は目立っていなかったが，day 3 にかけて表皮と真皮に分葉核球で認識される好中球が多数浸潤し，day 5 では分葉核球は減っていた．すなわち，HE 標本では好中球が一過性に観察されることが判明した(図 5)．

　次に，好中球や単球が陽性となる myeloperoxidase(MPO)染色，好中球など顆粒球が染まる CD66b 染色で経時的に組織を観察した．壊死が起こる直前の day 1 の真皮には MPO や CD66b で染色される好中球が浸潤し，day 3 以降では表皮・真皮で増数していた．day 5 の病理組織では，HE 染色で分葉核球として認識される好中球は減少していたものの，免疫染色では好中球のマーカー蛋白を発現する細胞は多く残存していた．SJS/TEN 水疱液をフローサイトメトリーで解析すると，多数の好中球が検出され，皮膚組織での好中球浸潤を裏付けた(図 6)．

　これらの結果により，SJS/TEN 病変部には，実は多くの好中球が表皮に浸潤していることが明らかになった．

　そこで，共焦点顕微鏡によりこれら好中球の特性を調べた．NE や抗菌ペプチド LL-37 の免疫染色では，網目状構造を呈する好中球が確認され，代表的な NETs マーカーであるシトルリン化ヒストン H3 も発現していた(図 7)．

　さらに電子顕微鏡でも，初期 SJS の表皮下層の好中球に NETs 変化を示唆する細胞膜の破壊，クロマチン脱凝縮，核膜構造破壊，空胞形成が確認された(図 8)．

　これまで SJS/TEN の病態形成に好中球はあまり注目されていなかった．しかし，実は多くの好中球が表皮に浸潤しており，これらは速やかに NETs を形成するため，HE 染色では一過性にしか好中球として認識されず，好中球浸潤が目立った病理所見として記載されてこなかったと想定される．

　次に我々は，NETs が誘導されるメカニズムを探索した．まず，SJS/TEN の血清や水疱液に

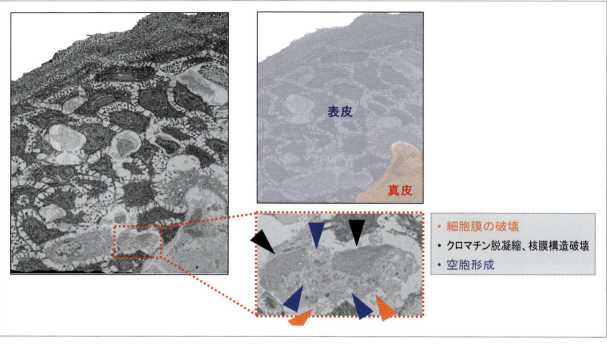

図 8. 初期 SJS 皮膚組織の電子顕微鏡像

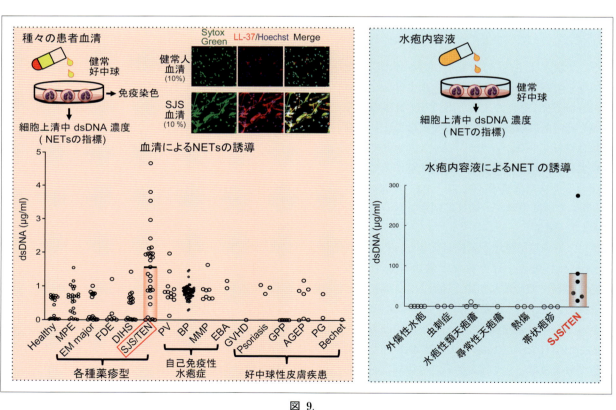

図 9.
SJS/TEN 血清と水疱内容液は NETs を誘導する.

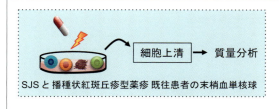
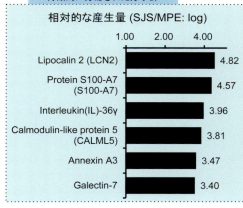
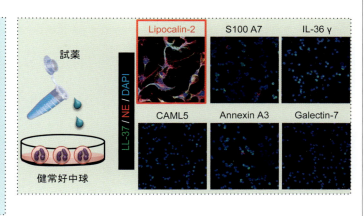

図 10. Lipocalin-2 による NETs の誘導
（阿部 理一郎 教授，濱 菜摘 准教授（新潟大学），
足立 淳 先生，朝長 毅 先生（医薬基盤・健康・栄養研究所）による）

NETs を誘導する物質が含まれていると考え，健常人由来好中球に様々な疾患の患者血清を添加し，それにより NETs が誘導されるかを評価した．種々の薬疹型，自己免疫性水疱症，好中球性皮膚疾患の血清のうち，SJS/TEN 患者の血清が最も強く NETs を誘導した．さらに各種の水疱液でも，SJS/TEN の水疱液が特異的に NETs を誘導した（図 9）．

では，NETs を誘導する物質は何か．SJS 既往患者と播種状紅斑丘疹型薬疹既往患者の末梢血由来単核球に，それぞれの原因薬で刺激した際の細胞上清を質量分析したところ，SJS では播種状紅斑丘疹型薬疹患者と比較して，Lipocalin-2，S100-A7，IL-36γ，Calmodulin-like protein 5，Annexin A3，Galectin-7 が特に多く放出されていた[13]（新潟大学：濱 菜摘准教授，阿部理一郎教授，医薬基盤・健康・栄養研究所：足立 淳先生，朝永 毅先生による解析）．そこで，これらの試薬を健常人好中球に添加してみると，Lipocalin-2 が NETs を誘導した（図 10）．

次に Lipocalin-2 を産生する細胞を解析した．

SJS 既往患者の末梢血から，CD4[+]T 細胞，CD8[+]T 細胞，抗原提示細胞を分離し，それぞれ原因薬剤による刺激を行った．すると，CD8[+]T 細胞は，抗原提示細胞と原因薬剤存在下において Lipocalin-2 を産生した（図 11）．

薬剤特異的な CD8[+]T 細胞が放出する Lipocalin-2 により NETs が誘導されることが明らかになった．では，この事象は SJS/TEN に特徴的な表皮細胞死にどのように関与しているのか．我々は NETs が FPR1 受容体を介したネクロプトーシスに関与していると仮説を立てた．NETs により放出される分子は LL-37，ヒスチジン，MPO，カタラーゼ，カテプシン G，エラスターゼ，ラクトフェリン，α-エノラーゼなどがある．これら NETs の主要成分をヒト表皮培養細胞に添加すると，LL-37 のみが FPR1 発現を誘導した（図 12）．

LL-37 は，健常皮膚や播種状紅斑丘疹型薬疹の皮疹部では発現がみられないが，SJS/TEN の病変部では浸潤する好中球と表皮で発現している．SJS/TEN の表皮壊死が顕在化する前では主に浸

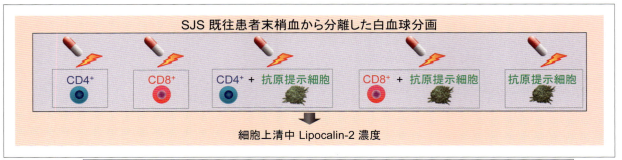
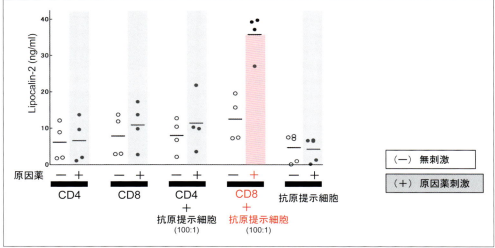

図 11. 薬剤特異的 CD8⁺T 細胞による Lipocalin-2 産生

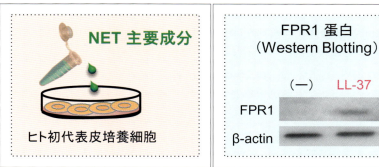
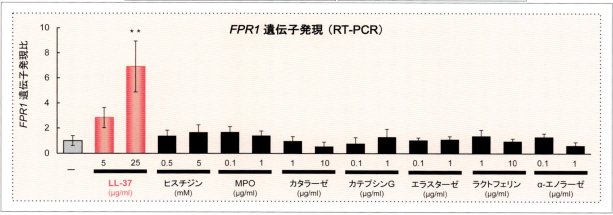

図 12. LL-37 による表皮細胞の FPR1 発現誘導

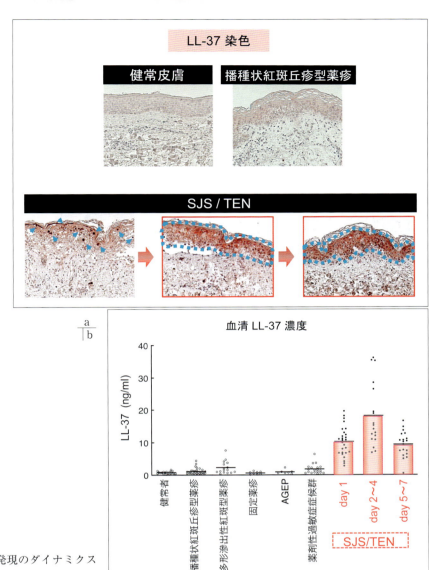

図 13.
SJS/TEN における LL-37 発現のダイナミクス

潤する好中球で LL-37 を発現しており(**図 13-a**：水色矢印)，表皮壊死が惹起されてからは，浸潤する好中球のみならず，壊死した表皮細胞においても強く発現していた(**図 13-a**：水色破線)．また血清 LL-37 濃度は，他の薬疹病型と比して SJS/TEN で上昇しており，皮膚での発現と相関するように血清濃度も day 2〜4 でピークに達していた(**図 13-b**)．

SJS/TEN 皮膚組織の免疫染色では傷害された表皮細胞も LL-37 を強く発現していたため，表皮細胞での LL-37 の放出を *in vitro* で検討した．LL-37 を表皮培養細胞に添加すると，FPR1 受容体が誘導される．この細胞に FPR1 作動薬である Annexin A1 を添加するとネクロプトーシスを起こす．この細胞培養液中には LL-37 が放出され，ネクロプトーシスに陥った表皮細胞も LL-37 の重要な産生源であることがわかった(**図 14**)．

これまでの解析から，我々は好中球を中心とした SJS/TEN の新たな病態メカニズムの仮説を立てた．まず，SJS/TEN の初期では好中球が表皮に浸潤し，薬剤特異的 CD8+T 細胞由来の Lipocalin-2 によって NETs が形成される．NETs は LL-37 を放出し，周囲の表皮細胞に FPR1 受容体の発現を誘導することで，表皮細胞はネクロプトーシス

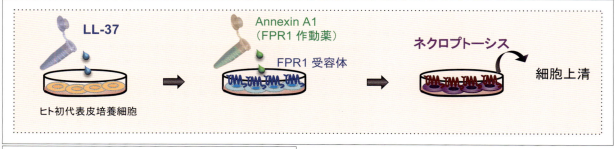
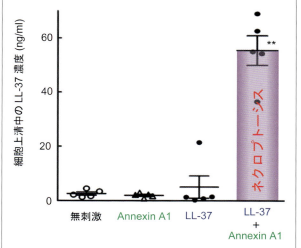

図 14. ネクロプトーシスに陥った表皮細胞からの LL-37 放出

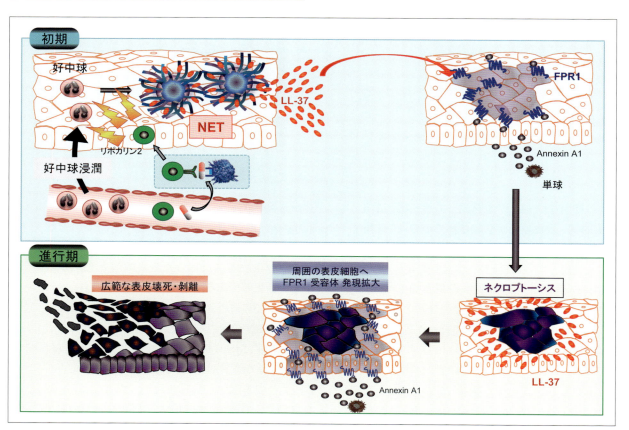

図 15. NETs に起因する SJS/TEN 病態仮説

に陥る．このネクロプトーシスに陥った表皮細胞もまた LL-37 を放出し，周囲の表皮に FPR1 発現を惹起し，壊死が拡大していく．この連鎖的な表皮細胞死が，急速に進行し表皮剝離を呈する臨床経過の根底にある病態と想定される．

なお，SJS/TEN の涙液中で IL-8 が著しく上昇していること[14]，結膜に好中球が多く浸潤すること[15]も報告されており，粘膜病変の進行にも好中球(NETs)が関与している可能性がある(図 15)．

また，自然免疫応答と獲得免疫応答を介する NETs-表皮ネクロプトーシスの増幅過程は，他の薬疹型や自己免疫疾患，または好中球関連疾患では観察されず，SJS/TEN に特有の反応であった．SJS/TEN の高い死亡率は早期診断の難しさが原因の 1 つである．今回 SJS/TEN 発症に関与する新しい分子(Lipocalin-2，LL-37)が発見されたことで，これらを測定し SJS/TEN の発症リスクを早期に予測できる可能性がある．現在，NETs に関わる分子を測定する迅速診断キットを開発すべく，クラウドファンディングを立ち上げ，臨床応用を目指している[16](2024 年 6 月 1 日～募集中，以下，QR コード)．ぜひ皆さまのご協力をお願いしたい．加えて，NETs を抑制する薬剤は SJS/TEN の新規治療薬となることも期待される．

SJS/TEN 迅速診断キット開発を目指したクラウドファンディング

文　献

1) Sunaga Y, et al：The nationwide epidemiological survey of Stevens-Johnson syndrome and toxic epidermal necrolysis in Japan, 2016-2018. *J Dermatol Sci*, **100**：175-182, 2020.
2) Le Cleach L, et al：Blister fluid T lymphocytes during toxic epidermal necrolysis are functional cytotoxic cells which express human natural killer(NK)inhibitory receptors. *Clin Exp Immunol*, **119**：225-230, 2000.
3) Nassif A, et al：Toxic epidermal necrolysis：effector cells are drug-specific cyto-toxic T cells. *J Allergy Clin Immunol*, **114**：1209-1215, 2004.
4) Viard I, et al：Inhibition of toxic epidermal necrolysis by blockade of CD95 with human intravenous immunoglobulin. *Science*, **282**：490-493, 1998.
5) Abe R：Toxic epidermal necrolysis and Stevens-Johnson syndrome：soluble Fas ligand involvement in the pathomechanisms of these diseases. *J Dermatol Sci*, **52**：151-159, 2008.
6) Chung W-H, et al：Granulysin is a key mediator for disseminated keratinocyte death in Stevens-Johnson syndrome and toxic epidermal necrolysis. *Nat Med*, **14**：1343-1350, 2008.
7) Saito N, et al：An annexin A1-FPR1 interaction contributes to necroptosis of keratino-cytes in severe cutaneous adverse drug reactions. *Sci Transl Med*, **6**：245ra95, 2014.
8) Linkermann A, et al：Necroptosis. *N Engl J Med*, **370**(5)：455-465, 2014.
9) Kinoshita M, et al：Neutrophils initiate and exacerbate Stevens-Johnson syndrome and toxic epidermal necrolysis. *Sci Transl Med*, **13**(600)：eaax2398, 2021.
10) de Sica-Chapman A, et al：Granulocyte colony-stimulating factor in toxic epidermal necrolysis (TEN)and Chelsea & Westminster TEN management protocol. *Br J Dermatol*, **162**：860-865, 2010.
11) Ang C, et al：Hematological abnormalities and the use of granulocyte-colony-stimulating factor in patients with Stevens-Johnson syndrome and toxic epidermal necrolysis. *Int J Dermatol*, **50**：1570-1578, 2011.
12) van Hattem S, et al：Severe flucloxacillin-induced acute generalized exanthematous pustulosis(AGEP), with toxic epidermal necrolysis (TEN)-like features：Does overlap between AGEP and TEN exist？：Clinical report and review of the literature. *Br J Dermatol*, **171**：1539-1545, 2014.
13) Hama N, et al：Galectin-7 as a potential biomarker of Stevens-Johnson syndrome/toxic epidermal necrolysis：identification by targeted pro-

teomics using causative drug-exposed peripheral blood cells. *J Allergy Clin Immunol Pract*, **7**(8)：2894-2897.e7, 2019.
14) Ueta M, et al：Downregulation of interferon-γ-induced protein 10 in the tears of patients with Stevens-Johnson syndrome with severe ocular complications in the chronic stage. *BMJ Open Ophthalmol*, **1**(1)：e000073, 2017.
15) Williams GP, et al：Elevation of conjunctival epithelial CD45INTCD11b⁺CD16⁺CD14⁻ neutrophils in ocular Stevens-Johnson syndrome and toxic epidermal necrolysis. *Invest Ophthalmol Vis Sci*, **54**(7)：4578-4585, 2013.
16) 重症型薬アレルギーの早期診断と迅速診断法の開発 薬アレルギーでの後遺症や死亡をなくすことを目指して(ミュージックセキュリティーズ株式会社. 2024年6月1日〜募集中)

◆特集／Update 今の薬疹を知る

SJS/TEN の予後予測スコア CRISTEN と国際的診断基準作成の意義

濱　菜摘*　阿部理一郎**

Key words：スティーヴンス・ジョンソン症候群(Stevens-Johnson syndrome：SJS), 中毒性表皮壊死症(toxic epidermal necrolysis：TEN), TEN-specific severity illness score：SCORTEN, clinical risk score for TEN：CRISTEN, Niigata Criteria

Abstract　SJS/TEN の転帰を改善させるため様々な研究が行われているが、現状の死亡率は世界的にも高いままである。診療の補助として、入院時の予測死亡率を算出する SCORTEN が世界的にも用いられているが、血液ガス分析が必要であることや心拍数や血糖値などの変動しやすい項目が含まれていることから実臨床で使いにくい面がある。そこで初診時の臨床所見と既往歴のみで簡便にスコア化できる CRISTEN を本邦の全国調査結果をもとに作成した。本邦はもとより、海外施設でも検証済みで有用性は高い。一方、これまで SJS/TEN の国際的な診断基準のコンセンサスはなかったが、我々は死亡率低下を目指して海外施設との共同研究を推進するため、国際的な診断基準(Niigata Criteria)を作成した。この診断基準は本邦の診断基準をもとに病理所見や除外診断も明記し、海外の研究者とともに国際的にも受け入れられやすい形とした。これにより国際的な診断レベル上昇が期待でき、国際共同研究の基盤を構築し得ると考える。

はじめに

本邦では 2016 年にスティーヴンス・ジョンソン症候群(Stevens-Johnson syndrome：SJS)/中毒性表皮壊死症(toxic epidermal necrolysis：TEN)の診療ガイドラインが発表されたにもかかわらず、その後の疫学調査での SJS/TEN の死亡率はそれぞれ約 5%、約 30% と依然として高い。予後を改善させるためには SJS/TEN 患者の早期診断による早期治療介入が望まれるが、加えて診断後に適切な治療を進めるため予後予測をすることも重要である。本邦の全国疫学調査より作成された新規予後予測スコア CRISTEN(Clinical Risk Score for TEN)は国際的な検証も実施しその精度が確認されているため有用性が高い。また、希少疾患である SJS/TEN の研究について国際共同研究の基礎として最近作成した国際的診断基準についてその意義を述べる。

SJS/TEN の死亡率低下と診療均てん化を目指して

SJS/TEN は最重症の薬疹であり、特に TEN は本邦での直近の死亡率(2016〜2018 年)が 30% と、10 年前の 20% から悪化していることが厚労科研研究班の調査で判明した[1]。原因としては高齢化に伴う担癌患者の増加、基礎疾患の増加、新規治療薬の出現などの要因が考えられるが、予後改善への取り組みが強く求められている。この状況は本邦だけでなく海外でも同様で、国際的にも死亡率は未だ高く報告されている。

SJS/TEN 患者救命のためには早期診断と適切な治療が必要であるが、本邦では厚労科研難治性疾患政策研究事業、重症多形滲出性紅斑に関する

---

* Natsumi HAMA, 〒951-8510 新潟市中央区旭町通 1-757　新潟大学大学院医歯学総合研究科分子細胞医学専攻細胞機能講座皮膚科学分野, 准教授
** Riichiro ABE, 同, 教授

調査研究班による全国の診療均てん化を目標にした活動として重症薬疹診療拠点病院の認定を実施している．例年 SJS/TEN 講習会を開催して診断・治療法の指導に加え最新の知見の周知などを行い重症薬疹診療のレベルアップを促進しており，2024 年時点で 112 施設が認定されている．今後さらなる認定施設の増加による診療の均てん化を目標としている．

SJS/TEN の予後予測の必要性

SJS/TEN の診断は本邦の診断基準で行うが，疾患のスペクトラムは広く，軽症から重症まで幅広い．しかし，初診時あるいは診断確定時の段階で予後を予測することで治療方針が変化する可能性がある．転院搬送やステロイド全身投与量，血漿交換の追加など，予後予測スコアは症例ごとの診療の判断基準となり治療選択の指針となり得る．

既存の予後予測スコア～SCORTEN と ABCD-10

SJS/TEN の予後予測スコアとしては SCORTEN（TEN-specific severity illness score）が有名で最も頻用されてきた[2]．このスコアは 2000 年に Roujeau らによりフランスの 1 つの施設で約 14 年間に ICU に入院した SJS/TEN 患者データをもとに作成された．当初は ICU 入室時（入院後 24 時間以内）に測定することが念頭に置かれており，2000 年時点の ICU 入室時の一般的な重症度スコア（熱傷スコアなど）と比較して死亡率予測をすると有意差があった．後の研究では，入院の最初の 5 日間の SCORTEN は有用であり，特に入院後 3 日目の SCORTEN は再度計算すべきとした[3]．SCORTEN のスコアリングには年齢，表皮剝離面積，悪性腫瘍の合併，頻脈，血液中の BUN 値上昇，HCO_3^- 値低下，血糖値上昇が含まれており，合計点数により推定死亡率が予測され得る．現在でも国際的にも広く使用されているスコアであるがいくつか問題点がある．血液ガス測定が必須であること，脈拍数や血糖値などの変動しやすい指標から構成されていることから実臨床的には使用しにくい．実際，本邦の第 2 回 SJS/TEN 全国調査では特に HCO_3^- 値の測定がされていない症例が多数を占め，正確な SCORTEN の算出はできなかった．さらに近年の 64 の関連論文の系統的レビューとメタアナリシスでは特に SCORTEN の値が 3 以下で死亡率が過少評価され，4 以上では過大評価しかねないとされている[4]．

一方 2019 年に Micheletti らにより発表された ABCD-10 は，米国の 18 の医療センターの 15 年間の入院患者コンサルトデータベースから 18 歳以上の 370 症例の SJS/TEN 症例データをもとに作成された[5]．実際，このコホートの死亡率は 15.1％ であったが，SCORTEN が予測した死亡率は 20％ でありこのコホートにおいて SCORTEN は死亡率を過大評価していた．ABCD-10 は SCORTEN に含まれる 5 つの変数について検討され，年齢（50 歳以上），表皮剝離面積，HCO_3^- 値，活動性/進行中のがん，および透析が最終的なスコアの項目となったが 1 項目以外は SCORTEN と同じものであった．このうち活動性/進行中のがんが 2 ポイント，透析が 3 ポイント，それ以外が 1 ポイントとして比重を付けて算出されるものとなった．ABCD-10 は死亡率の識別能は SCORTEN と有意差はなく有用と報告されたが，その後いくつかの検証がされ，現時点では SJS/TEN 患者の死亡率の予測能として SCORTEN のほうが ABCD-10 よりも優れているとされている[6,7]．

CRISTEN の開発

先に述べたように，既存の予後予測スコアは臨床で使用しにくい点があり，SCORTEN に関しては 20 年以上前に作成されたものである．そこで我々は SJS/TEN 全国調査で同定された様々な死亡リスク因子に着目し新たなスコア作成を試みた．2016～2018 年の本邦 160 施設の SJS/TEN 患者 508 例を対象に，死亡リスク因子 20 変数のなかで死亡率とのオッズ比が大きい統計的に優位なものから 10 項目抽出し，各 1 点として加算することで新しい予後予測スコア CRISTEN（Clinical Risk

表 1. CRISTEN 項目と予測死亡率

初診時の臨床所見や既往歴について各1点として合計して算出する．スコア合計点数ごとに対応した予測死亡率が判明する．

	CRISTEN の項目	初診時（各1点）	スコアの合計	予測死亡率（%）
1	65歳以上		10	—
2	表皮剝離面積10%以上		9	—
3	活動性悪性腫瘍合併		8	100
4	糖尿病	薬物療法中	7	66.7
5	腎機能障害	慢性腎障害（CKD）ありと診断	6	61.1
6	細菌感染症	肺炎や敗血症，尿路感染症など（感冒や上気道炎は含まない）	5	50
7	心疾患	心不全，弁膜症，不整脈，大動脈瘤，狭心症，心中隔欠損，治療中の高血圧症など	4	20.8
8	薬疹の原因薬剤として抗菌薬が含まれる		3	13.2
9	眼・口・陰部3部位すべての粘膜障害		2	3.4
10	SJS/TEN 発症前のステロイド全身投与治療あり	投与期間や投与量は不問	1	1.2
			0	0

（文献8より引用）

Score for Toxic Epidermal Necrolysis）を開発した[8]．最終的な転帰が明らかで，パラメータの10項目すべてがデータとして存在する382例を対象として死亡率を算出した．CRISTENは年齢（65歳以上），表皮剝離面積10%以上，活動性悪性腫瘍の合併，糖尿病，腎機能障害，細菌感染症，心疾患，薬疹の原因薬としての抗菌薬の使用，眼・口・陰部3部位すべての粘膜障害，ステロイド全身投与治療歴の10項目で構成される（表1）．これらの項目はすべて初診時の臨床所見，既往歴からなる項目であり簡便に用いることができることが優位な点である．本邦におけるCRISTENの予測精度はAUC（area under the curve）が0.876で高い水準であった（図1）．

CRISTEN の検証

本邦のデータで作成したCRISTENであるため，汎用性について海外の症例でも有効であるか国際検証を実施した．ヨーロッパ，アジア，カナダにおける海外7か国，415例のSJS/TEN症例データをもとに検証したところ，海外のデータでもAUCが0.827と，高い精度が確認された．さらに前述のSCORTEN，ABCD-10の項目もあわ

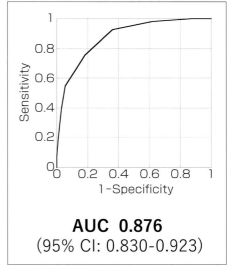

図 1. 日本のデータでのCRISTEN作成研究
AUC：area under the curve

（文献8より引用）

せて完全なデータをもつ症例数は384例であり，それぞれについても解析した．CRISTENを合わせたROC解析を施行したところAUCはCRISTENが0.827，SCORTENが0.868，ABCD-10が0.808で，SCORTENとABCD-10との間に統計学的に有意な差（P=0.008）があったが，CRIS-

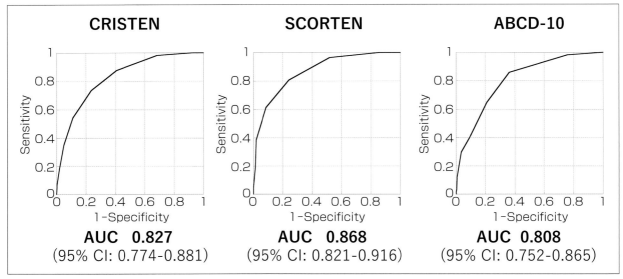

図 2. CRISTEN 海外検証研究
海外のデータで 3 つのスコアすべての項目が揃っている 384 例について解析した.
CRISTEN の精度は既存の SCORTEN と同等の高い有効性が確認された.

(文献 8 より引用)

表 2. SCORTEN と ABCD-10 と CRISTEN の比較

	SCORTEN(各 1 点)	ABCD-10(各 1〜3 点)	CRISTEN(各 1 点)
年齢	40 歳以上	50 歳以上	65 歳以上
表皮剥離面積	10%BSA 以上	10%BSA 以上	10%BSA 以上
悪性腫瘍	活動性悪性腫瘍合併	活動性悪性腫瘍合併×2 ポイント	活動性悪性腫瘍合併
高血糖	グルコース 252 mg/dL 以上		治療中の糖尿病
HCO_3^- 値	20 mEq/L 未満	20 mEq/L 未満	
腎機能	BUN 28 mg/dL 以上	入院前の透析×3 ポイント	腎機能障害(CKD)
	HR 120/min 以上		細菌感染症 心血管病変 被疑薬に抗菌薬を含む 眼, 口, 陰部の粘膜障害 発症前のステロイド全身投与

BSA：body surface area

TEN と SCORTEN と CRISTEN と ABCD-10 の間には有意差はなかった(それぞれ P=0.104, P=0.509)(図 2). よって CRISTEN は海外検証研究においてもこれまでの予後予測スコアと同等の高い有効性が確認された.

CRISTEN の特徴と SCORTEN と ABCD-10 との相違点

表 2 に CRISTEN と SCORTEN と ABCD-10 をまとめる. 表皮剥離面積は体表面積(BSA)で 10% 以上, すなわち日本の SJS/TEN 診断基準の TEN に相当するが 3 スコアとも一致しており活動性悪性腫瘍も同様である. また血液ガス分析を含む採血項目については SCORTEN と ABCD-10 では複数あるが CRISTEN には含まれない. 年齢のカットオフ値はそれぞれ異なり, CRISTEN については 65 歳以上であるが, これは ROC 曲線を使用して最高の識別能を示すカットオフ値が 65 歳であることによる. また「薬疹の原因薬としての抗菌薬の使用」については, 抗菌薬が最も高い死亡率

に関連する原因薬剤であることはこれまで報告されており[9]，このことを裏付ける結果であった．「発症時に合併している細菌感染症」や「心血管病変」，「発症前のステロイド全身投与」についてはこれまでみられなかった新たなリスク因子である．なかでも発症前の全身ステロイド療法については，SJS/TEN 発症時から既に免疫抑制状態であり，治療過程において敗血症やほかの感染症発症の危険性が増したと考えられる．このことは本スコア作成時のコホートにおいて，事前ステロイド投与群で感染症に起因する死亡の割合が 65% を占めたことからも裏付けされている．しかしCRISTEN は本邦診断基準に合致した直近 3 年間の SJS/TEN 全国調査結果の 382 例のデータをもとに現在の医療水準に合致させて作成していることと，海外のほかの地域での検証ができていることが優れた点である．

実臨床における CRISTEN の使用について

CRISTEN は初診時や SJS/TEN 診断時にスコアをつけ，可能であれば SCORTEN も同時にスコアリングする．予測死亡率が低い場合は皮膚科専門医による連日の診察ができる施設に入院のうえ，ステロイド全身投与をしつつ注意深く経過を観察する．予測死亡率が高い場合は速やかに皮膚科専門医および眼科専門医が在中する高次医療機関への転院が望ましい．さらに予測死亡率が高値である場合は診断早期からステロイドパルス療法，血漿交換，免疫グロブリン大量療法などを組み合わせた集学的治療と，皮膚粘膜を侵入門戸とし得る敗血症予防を徹底した全身の皮膚処置を行う．予測死亡率と治療法のアルゴリズムについては今後検討の余地があるものの，初診時から予後予測を踏まえた診療をすることは治療過程に有益であると考える．

SJS/TEN 国際診断基準の作成の目的とその意義

前述のとおり，希少疾患である SJS/TEN のエビデンスレベルの高い研究をするためには国際的な共同研究が望ましい．本邦では皮膚病理診断を含め，類似疾患および多形滲出性紅斑重症型の除外も踏まえた精度の高い SJS/TEN 診断基準を用いている．一方，国際的にはヨーロッパを中心に構成された薬疹研究グループ（RegiSCAR）から提唱された SJS/TEN の診断基準が簡便であり頻用されている．しかしこの RegiSCAR の基準は，① 入院している，② 1% 以上の表皮剝離がある全身発疹あるいは 1 つ以上の水疱と粘膜の関与，というただ 2 点のみで構成されており，多形紅斑や IgA 水疱性皮膚症，TEN 様エリテマトーデスなど，多くの他疾患との鑑別は困難である．そのため，この診断基準をもとにしたコホートからなる SJS/TEN 患者集団での臨床・基礎研究が実施されていることはその結果の精度にも疑問が残る．そこで 2023 年に新潟において我々が主催した重症薬疹の国際会議（iSCAR2023）での欧米，アジアの 8 か国の参加者と本邦厚労科研班会議と共同し，新たに SJS/TEN の国際診断基準 Niigata Criteria を作成した[10]．この診断基準には本邦の診断基準をベースにし，病理組織所見を必須とし，除外疾患も明記している（**表3**）．本邦では 2016 年に厚労科研薬疹研究班が作成した病理や除外診断を明記した改訂診断基準が発表され国内では十分周知されたため，本邦の SJS/TEN の診断精度は上昇した．この Niigata Criteria は海外の研究者とともに国際的にも受け入れられやすい形で作成したことから国際的な診断レベル上昇が期待でき，国際共同研究の基盤を構築し得ると考える．今後はこの基準の検証を行い，世界的な普及を目標としたいと考える．あわせて，抜本的な予後改善のためには早期診断や有効な治療法の開発が必須である．SJS/TEN は年間有病率が 100 万人当たり 3.5 人の希少疾患であるため基礎・臨床研究を実施するにあたり多施設での共同研究が必要である．さらに今後は国際的な大規模な共同研究を実施し，新規知見の集積を重ね，効果的な治療のゴールデンスタンダードを確立することが不可欠であろう．

表 3. 新規作成した国際的 SJS/TEN 診断基準：Niigata Criteria

主要項目
1. 皮膚粘膜移行部（目，唇，外陰部など）の広範囲にわたる重度の粘膜病変（出血や血痂を伴うびらんなど）または表皮の壊死病変を伴う皮膚の全般的な紅斑．
2. 発熱（38.5℃以上）．ただし免疫抑制剤などで炎症が強く抑制されている場合は，この基準は除外可能．
3. 組織病理学的に表皮の壊死性変化が観察される．

補足項目
1. 紅斑は隆起しておらず，中央に暗赤色の「平坦な非定型標的」が見られ，融合する傾向がある．
2. 皮膚粘膜移行帯に粘膜皮膚病変があり．眼病変には偽膜形成と眼表面上皮欠損がみられる．偽膜形成と眼表面上皮欠損のいずれかまたは両方を伴う両側急性結膜炎．
3. 病理組織学的に完全な病変は，表皮の全層の壊死を示す．表皮細胞（壊死）死は，200 倍の拡大で少なくとも 10 個の細胞で確認される必要がある．
自己免疫性水疱性疾患（例：線状 IgA 水疱性皮膚症），ブドウ球菌性熱傷様皮膚症候群，TEN 様エリテマトーデス，全身性水疱性固定薬疹，急性移植片対宿主病は除外される必要がある．

診　断
SJS/TEN の診断は，補足項目を慎重に検討した後，3 つの主要項目がすべて満たされた場合に下される．TEN の診断には，体表面積の 10% を超える皮膚剥離が必要だが，SJS は皮膚剥離が 10% 未満の場合に診断される．この領域には，外力が加わると表皮が簡単に剥がれそうな領域が含まれる．
診断は，初期段階だけでなく，病気の経過全体を評価して行う必要がある．

（文献 10 より引用）

おわりに

SJS/TEN の高い致死率を改善させるため本邦のみならず国際的な共同研究が望まれる．CRISTEN は国内だけでなく海外でも検証された SJS/TEN の予後予測スコアとして簡便で有用なスコアであるため積極的に診療に利用することを期待する．

文　献

1) Sunaga Y, et al：The nationwide epidemiological survey of Stevens-Johnson syndrome and toxic epidermal necrolysis in Japan, 2016-2018. *J Dermatol Sci*, **100**：175-182, 2020.
2) Bastuji-Garin S, et al：SCORTEN：a severity-of-illness score for toxic epidermal necrolysis. *J Invest Dermatol*, **115**：149-153, 2000.
3) Guégan S, et al：Performance of the SCORTEN during the first five days of hospitalization to predict the prognosis of epidermal necrolysis. *J Invest Dermatol*, **126**：272-276, 2006.
4) Torres-Navarro I, et al：Accuracy of SCORTEN to predict the prognosis of Stevens-Johnson syndrome/toxic epidermal necrolysis：a systematic review and meta-analysis. *J Eur Acad Dermatol Venereol*, **34**：2066-2077, 2020.
5) Noe MH, et al：Development and Validation of a Risk Prediction Model for In-Hospital Mortality Among Patients With Stevens-Johnson Syndrome/Toxic Epidermal Necrolysis-ABCD-10. *JAMA dermatol*, **155**：448-454, 2019.
6) Duplisea MJ, et al：Performance of ABCD-10 and SCORTEN mortality prediction models in a cohort of patients with Stevens-Johnson syndrome/toxic epidermal necrolysis. *J Am Acad Dermatol*, **85**：873-877, 2021.
7) Torres-Navarro I, et al：Accuracy of SCORTEN and ABCD-10 to predict mortality and the influence of renal function in Stevens-Johnson syndrome/toxic epidermal necrolysis. *J Dermatol*, **47**：1182-1186, 2020.
8) Hama N, et al：Development and Validation of a Novel Score to Predict Mortality in Stevens-Johnson Syndrome and Toxic Epidermal Necrolysis：CRISTEN. *J Allergy Clin Immunol Pract*, **11**：3161-3168.e2, 2023.
9) Weinand C, et al：27 years of a single burn centre experience with Stevens-Johnson syndrome and toxic epidermal necrolysis：analysis of mortality risk for causative agents. *Burns*, **39**：1449-1455, 2013.
10) Hama N, et al：Recent progress of Stevens-Johnson syndrome/toxic epidermal necrolysis：Diagnosis criteria, pathogenesis and therapy. *Br J Dermatol*, 2024. [in press]

◆特集／Update 今の薬疹を知る
重症薬疹に関わる遺伝子多型の新知見

莚田泰誠*

Key words：ヒト白血球抗原（human leukocyte antigen：HLA），カルバマゼピン（carbamazepine），DPP-4 阻害薬（DPP-4 inhibitor），水疱性類天疱瘡（bullous pemphigoid），臨床的有用性（clinical utility）

Abstract いろいろな医薬品が引き起こす皮膚障害の発症リスクとヒト白血球抗原（human leukocyte antigen：HLA）との関連は広く研究されてきた．特定の HLA アレルと薬疹との関連における感度は約 50～100％ に上ることより，薬疹の発症リスクに対する HLA アレルの影響が極めて大きいことが示唆されるとともに，薬疹を回避するための遺伝子診断としての HLA 検査の臨床的有用性も期待されている．すなわち，カルバマゼピンやラモトリギンなどの重症薬疹を起こしやすい医薬品を使用する場合は，投与前の HLA 検査で薬疹の発症リスクを予測し，その結果に基づいて治療薬を選択したり，投与量を調整したりするような治療介入を行うことにより，集団全体の薬疹の発症頻度を低下させることが可能である．

はじめに

2015～2019 年度において医薬品医療機器総合機構（PMDA）で集計された，副作用による健康被害延べ 8,626 件の器官別大分類別の内訳では，皮膚および皮下組織障害が第 1 位であった（2,464 件）．そのなかで，重症薬疹であるスティーブンス・ジョンソン症候群（Stevens-Johnson syndrome：SJS），中毒性表皮壊死融解症（toxic epidermal necrolysis：TEN）および薬剤性過敏症症候群（drug-induced hypersensitivity syndrome：DIHS）の割合はそれぞれ，10.4，9.2 および 19.6％ であった．これらの重症薬疹の予後はきわめて悪く，2012 年の厚生労働省医薬品・医療機器等安全性情報（No.290）では，SJS および TEN の 8.7％（52.4 例/年）が死亡，5.2％（31.6 例/年）が後遺症あり，または未回復とされている．基本的にすべての医薬品は薬疹を起こす可能性があるが，特に，カルバマゼピンやラモトリギンなどの抗てんかん薬は薬疹を起こしやすいことが知られており，これらの薬剤による治療開始前に薬疹の発症リスクを予測するために，薬疹の発症リスクと関連する遺伝因子であるゲノムバイオマーカーを同定することは重要な課題である．

皮膚障害の発症リスクと関連する HLA

ヒト白血球抗原（human leukocyte antigen：HLA）は，当初は白血球の血液型として見出されたが，白血球を含む全身の細胞表面に発現し，ウイルスなどの外来物や，がんなどの異質を認識し，細胞性免疫を誘導する役割を担うことが知られている．HLA は多数の遺伝子で構成されており，第 6 染色体の短腕部の主要組織適合性遺伝子複合体（major histocompatibility complex：MHC）領域に存在する．また，それぞれの HLA 遺伝子は自他を認識するために数十種類の異なるタイプ（アレル）を有しているため，HLA 表記法においてはコロンで区別された 4 種類の領域でアレル

---

* Taisei MUSHIRODA，〒230-0045 横浜市鶴見区末広町 1-7-22 理化学研究所生命医科学研究センター ファーマコゲノミクス研究チーム，チームリーダー

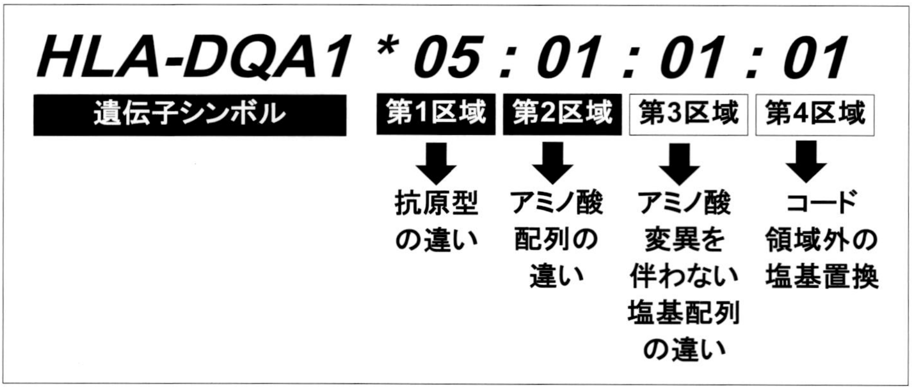

図 1. HLA アレルの表記法

表 1. 医薬品による皮膚障害の発症リスクと関連する遺伝子

原因薬	関連遺伝子 (アレル)	集団	皮膚障害の種類	感度
アバカビル	HLA-B*57:01	白人	HSS	78%
カルバマゼピン	HLA-B*15:02	台湾人,中国人,タイ人,マレー人	SJS/TEN	75〜100%
	HLA-B*15:11	日本人	SJS/TEN	39%
	HLA-A*31:01	日本人	DIHS/MPE/EM	60〜67%
		白人	SJS/TEN/HSS/MPE	22〜42%
アロプリノール	HLA-B*58:01	台湾人,白人,日本人	SJS/TEN/HSS	55〜100%
感冒薬	HLA-A*02:06	日本人	SJS/TEN	46%
ジアフェニルスルホン	HLA-B*13:01	中国人	HSS	90%
フェノバルビタール	HLA-B*51:01	日本人	SJS/TEN	75%
	CYP2C19*2	タイ人	SJS/TEN/DIHS	60%
ゾニサミド	HLA-A*02:07	日本人	SJS/TEN	42%
フェニトイン	HLA-B*15:02	台湾人,タイ人	SJS/TEN/DIHS	15〜21%
	HLA-B*51:01	台湾人,タイ人,日本人	SJS/TEN/DIHS/MPE	20〜44%
	HLA-B*13:01	台湾人,タイ人	SJS/TEN/DIHS	20〜24%
	CYP2C9*3	台湾人,タイ人,日本人	SJS/TEN/DIHS/MPE	17〜33%
ラモトリギン	HLA-B*15:02	中国人,台湾人,タイ人	SJS/TEN	23〜33%
	HLA-A*24:02	韓国人,中国人	SJS/TEN/MPE	24〜71%
DPP-4阻害薬	HLA-DQA*05	日本人	BP	79%
サラゾスルファピリジン	HLA-A*11:01	日本人	SJS/TEN/DIHS	67〜75%
	HLA-B*39:01	日本人	DIHS	40%
	HLA-B*56:03	日本人	DIHS	20%
コトリモキサゾール	HLA-B*13:01	台湾人,タイ人,マレー人	DIHS	80〜85%

BP:水疱性類天疱瘡,DIHS:薬剤性過敏症症候群,DPP-4:dipeptidyl peptidase-4,EM:多形紅斑,HSS:過敏症症候群,MPE:播種状紅斑丘疹,SJS:スティーブンス・ジョンソン症候群,TEN:中毒性表皮壊死融解症

グループを判別している(図1).

表1に示すように,2002年にエイズ治療薬アバカビルによる過敏症状と *HLA-B*57:01* との関連が白人で報告されたのを皮切りに[1],これまでに,多くの薬疹関連 HLA アレルが報告されている.ほとんどの報告において,薬疹を起こした患者におけるリスクアレルの保有率(感度)は50%以上を示すことより,薬疹の発症リスクに対する

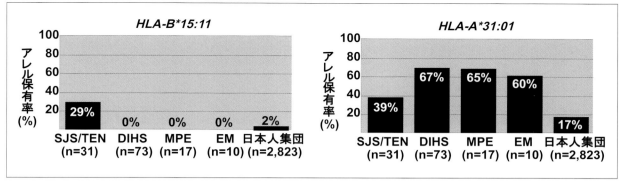

図 2. カルバマゼピンによる薬疹発症患者における *HLA-A*31:01* と *HLA-B*15:11* の保有率
（文献 5 をもとに筆者作成）

関連 HLA アレルの影響は極めて大きいことが示唆されており，事前の HLA 遺伝子検査は重症薬疹の発症を回避するために有用であると考えられる．

1．カルバマゼピン誘発薬疹

しかしながら，HLA アレルの頻度には集団間の差が存在することに注意が必要である．例えば，抗てんかん薬カルバマゼピンによる SJS および TEN と関連する *HLA-B*57:02*[2]は，台湾人における感度がほぼ100%を示す強力なゲノムバイオマーカーであり，また，中国人，タイ人，マレー人などにおけるアレル頻度が高いため(5～13%，The Allele Frequency Net Database. http://www.allelefrequencies.net/)，カルバマゼピン誘発薬疹を回避するための遺伝子検査には極めて有用である．しかし，*HLA-B*15:02* は日本人や白人では極めて稀（それぞれ0.03%および0.01%未満）であるため，これらの集団ではカルバマゼピンによる薬疹の発症リスクの予測に用いることはできない．

そこで，筆者らは厚生労働省の難治性疾患等政策研究事業である「重症多形滲出性紅斑に関する調査研究」（研究代表者：阿部理一郎，https://takeikouhan.jp/）と共同で，日本人におけるカルバマゼピン誘発薬疹と関連する *HLA-A*31:01* を同定した[3]．さらに 2018 年，前向き臨床研究 Genotype-Based Carbamazepine Therapy（GEN-CAT）study により，カルバマゼピン投与前に *HLA-A*31:01* 検査を行い，その結果に基づいて抗てんかん薬の処方を決定することによって，カルバマゼピンによる薬疹の発症率が 41～61% 減少することを示し，薬疹の適切な予防法となることを報告している[4]．しかしながら，この *HLA-A*31:01* 検査だけではすべてのカルバマゼピン誘発薬疹の発症を予測することができず，また，異なるタイプの薬疹に関連する遺伝因子の違いも不明であった．

最近，筆者らの研究グループは日本人において，カルバマゼピンの服用後 SJS または TEN を生じた患者 31 人，DIHS 患者 73 人，播種状紅斑丘疹型薬疹（maculopapular exanthema：MPE）17 人，多形紅斑（erythema multiforme：EM）10 人の計 131 人および日本人一般集団 2,823 人のゲノム DNA を用いて，ゲノム全体をほぼカバーする約 70 万箇所の一塩基多型（single nucleotide polymorphism：SNP）の遺伝子型を決定し，その頻度と，疾患や副作用の発症リスクとの関連を遺伝統計学的に調べる全ゲノム関連解析（genome-wide association study：GWAS）と HLA 解析を実施した[5]．その結果，*HLA-A*31:01* はカルバマゼピンによる DIHS（$P=8.6\times10^{-20}$，オッズ比 10.1），MPE（$P=1.5\times10^{-5}$，オッズ比 9.1），EM（$P=0.0019$，オッズ比 7.4）と強く関連していたが，SJS および TEN（$P=0.0022$，オッズ比 3.1）では強い関連を示さなかった（図2）．一方，SJS および TEN と強力に関連するアレルとして *HLA-B*15:11*（$P=3.0\times10^{-12}$，オッズ比 18.2）が検出されたものの，このアレルはカルバマゼピンによる DIHS，

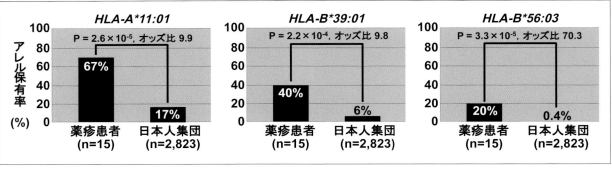

図 3. サラゾスルファピリジンによる薬疹発症患者における関連 HLA アレルの保有率
（文献 6 をもとに筆者作成）

MPE および EM 患者において検出されなかった（図 2）．すなわち，HLA-B*15:11 の保有者は非保有者に比べてカルバマゼピンによる SJS または TEN を発症するリスクが高く，一方，HLA-A*31:01 の保有者は SJS/TEN 以外の薬疹を発症するリスクが高いことが示された．HLA-B*15:11 と HLA-A*31:01 を組み合わせた遺伝子検査により，カルバマゼピンの治療開始前でも薬疹の病型ごとの発症リスクを予測することができ，また，治療方法が異なる薬疹のタイプ別に早い段階で対処することが可能である．

2．サラゾスルファピリジン誘発薬疹

サラゾスルファピリジンは，関節リウマチ，潰瘍性大腸炎やクローン病の治療薬として広く使われているが，副作用として SJS，TEN および DIHS に加えて，軽症薬疹である MPE など多様なタイプの薬疹が起こる．筆者らはサラゾスルファピリジンによる日本人薬疹患者 15 人（DIHS 10 人，SJS/TEN 3 人，MPE 2 人）の HLA アレルを調べ，日本人集団 2,823 人のデータと比較したところ，10 人（67%）が HLA-A*11:01，6 人（40%）が HLA-B*39:01，3 人（20%）が HLA-B*56:03 を保有しており，いずれのアレル保有率も有意に高いことが判明した（図 3）[6]．また，サラゾスルファピリジンによる薬疹患者のなかには，複数のリスクアレルを保有している患者も存在していた．上述の HLA アレルのいずれか 1 つでも保有するサラゾスルファピリジン誘発薬疹患者の割合は 73% であり，日本人集団における保有率 22% と比較して有意に高頻度であった（P＝$3.3×10^{-5}$，オッズ比 9.8）．すなわち，これらの HLA アレルを組み合わせた遺伝子検査により，サラゾスルファピリジン治療開始前においても薬疹発症リスクを予測することで副作用の回避が期待される．

3．DPP-4 阻害薬誘発水疱性類天疱瘡

Dipeptidyl peptidase-4（DPP-4）阻害薬は糖尿病治療に広く使用されているが，副作用として厚生労働省の指定難病である水疱性類天疱瘡（bullous pemphigoid：BP）を発症することが問題となっている．BP は症状によって非炎症型と炎症型の 2 種類に分けられるが，DPP-4 阻害薬が誘発する BP には非炎症型が多いことが知られていた．北海道大学医学部皮膚科学教室では DPP-4 阻害薬で誘発された日本人 BP 症例を収集し，皮膚症状や自己抗体の測定結果に基づいて，症例を非炎症型と炎症型に分類した．非炎症型 BP 患者 21 例（原因薬の内訳：ビルダグリプチン 7 例，アログリプチン 4 例，テネリグリプチン 4 例，リナグリプチン 4 例，アナグリプチン 1 例，シタグリプチン 1 例）の GWAS と HLA 解析の結果，HLA を含む MHC 領域に有意なシグナルが認められたが，DPP-4 阻害薬によって生じた炎症型 BP や通常の BP では同じ領域に有意なシグナルが見られず，異なる発症メカニズムの存在が示唆された（図 4）[7]．

さらに詳細に解析したところ，DPP-4 阻害薬による非炎症型 BP では HLA-DQA1*05 が 79% の患者にみられ，日本人集団における保有率 16% と比較して高頻度であることが示された（P＝$3.7×10^{-12}$，オッズ比 21）．なお，筆者らが以前報告し

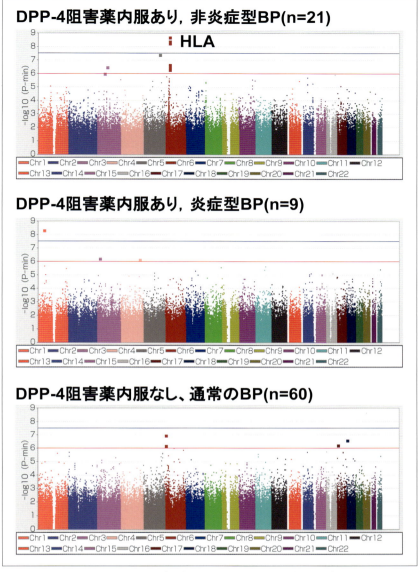

図 4．水疱性類天疱瘡(BP)の全ゲノム関連解析(GWAS)の結果
横軸にヒトゲノム染色体上の位置，縦軸に各 SNP の BP との関連解析におけるP値の負の対数値を示す．青い実線は GWAS 有意水準($5.0×10^{-8}$)を示す．
（文献 7 より引用，一部改変）

た非炎症型 BP 関連遺伝子 *HLA-DQB1*03:01*[8] は *HLA-DQA1*05* の近傍に存在しており両者は連動していることが確認されたが（連鎖不平衡），その連動は完全ではなく *HLA-DQA1*05* のほうがオッズ比が大きいことより，より強く非炎症型 BP に関連していることが明らかになった．

また，図 5 に示すように，HLA-DQ 分子は *HLA-DQB1* 遺伝子がコードするβ鎖と *HLA-DQA1* 遺伝子がコードするα鎖とのダイマーであり，両者の間には体内の免疫反応に関与する抗原ペプチドと結合する溝が存在する．*HLA-DQB1*03:01* に特徴的な 45 番目のアミノ酸変異ならびに *HLA-DQA1*05* に特徴的な 6 か所のアミノ酸変異のうちの 5 か所は抗原ペプチド結合部位の外側に位置する．それに対して，*HLA-DQA1*05* の75 番目のセリン(Ser75)はペプチド結合部位の内

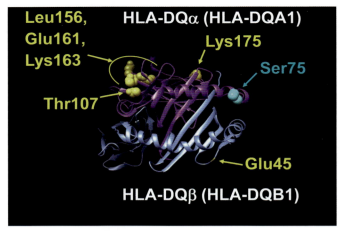

図 5. *HLA-DQA1*05* および *HLA-DQB1*03:01* に特徴的なアミノ酸変異の位置
HLA-DQA1 の Ser75 のみが抗原ペプチド結合部位の内側にあることより，DPP-4 阻害薬による水疱性類天疱瘡（BP）の発症リスクに機能的に関係することが推測される．

（文献 7 より引用，一部改変）

側にあるため，この変異が DPP-4 阻害薬による非炎症型 BP の発症リスクに機能的に関係することが推測される[7]．

薬疹と薬物血中濃度

薬効のばらつきや副作用の発現において，血中薬物濃度の高低が原因となることはよく知られている．免疫関連副作用である薬疹の発症リスクにおいても，薬物に対する全身的曝露量の指標となる薬物血中濃度や投与量が影響する可能性も示されつつある．特に，薬物代謝酵素の遺伝子変異を有する患者において，通常用量の薬を服用したにもかかわらず，血中薬物濃度が上昇した結果，副作用が起こるケースは多く，その主たる原因であるのがチトクローム P450（CYP）である．

例えば，抗てんかん薬フェニトインは肝臓の CYP2C9 で代謝を受けることにより，薬効の弱い代謝物に変換される（解毒）．CYP2C9 は臨床で重要な多くの医薬品の代謝に関与しており，また，SNP（Ile359Leu）により活性が低下するアレル *CYP2C9*3* が存在する．日本人における *CYP2C9*3* の保有率は約 5% と低いものの，フェニトインによる SJS[9] および SJS/TEN 以外の薬疹[10] の発症リスクと関連することが報告されてい

る（P＝0.04，オッズ比 6.21 および P＝0.0022，オッズ比 7.05）．

薬物動態関連遺伝子の同定には至っていないものの，痛風治療薬アロプリノールでは腎機能が低下した患者では活性代謝物オキシプリノールの排泄の遅延により薬物血中濃度が上昇することにより，薬疹の発症リスクが増大することが考えられている[11]．また，抗てんかん薬ラモトリギン誘発薬疹においても，ラモトリギンの主代謝経路であるグルクロン酸抱合反応の阻害剤であるバルプロ酸との併用やラモトリギンの用法・用量の非遵守など，薬物血中濃度を上昇させる要因が挙げられている（2015 年 2 月，厚生労働省 安全性速報）．

薬疹を回避するための HLA 検査の臨床実装に向けての取り組み

2006 年，世界で初めて薬疹関連ゲノムバイオマーカーの臨床的有用性を評価するための多施設共同前向きランダム化比較試験 PREDICT-1 が行われた[12]．この白人エイズ患者における臨床研究では，通常治療群（コントロール群）と prospective screening 群が設定され，後者ではアバカビルの投薬開始前の遺伝子検査において *HLA-B*57:01* を保有せず非リスク型と判定された患者に

表 2. HLA検査の臨床的有用性を検証した前向き臨床研究

原因薬	関連アレル	集団	デザイン	結果
アバカビル	HLA-B*57:01	白人	前向きランダム化比較試験	HSS発症率：3.4%（n=803） コントロール群：7.8%（n=847） P<0.0001
カルバマゼピン	HLA-B*15:02	台湾人	前向き単群試験	SJS/TEN発症率：0%（n=4,120） ヒストリカル・コントロール：0.23% P<0.001
アロプリノール	HLA-B*58:01	台湾人	前向き単群試験	薬疹発症率：0%（n=2,173） ヒストリカル・コントロール：0.30% P=0.0026
カルバマゼピン	HLA-A*31:01	日本人	前向き単群試験	薬疹発症率：2.0%（n=1,130） ヒストリカル・コントロール：3.4%，5.1% P=0.048，P<0.0001
ジアフェニルスルホン	HLA-B*13:01	中国人	前向き単群試験	HSS発症率：0%（n=1,239） ヒストリカル・コントロール：1.0% $P=2.05\times10^{-5}$

HSS：過敏症症候群，SJS：スティーブンス・ジョンソン症候群，TEN：中毒性表皮壊死融解症

は通常通りアバカビルを投与する一方，HLA-B*57:01陽性患者にはアバカビルを投与しなかった．6週間のフォローアップ期間におけるコントロール群（n＝847）の薬疹発症率7.8%に対して，prospective screening群（n＝803）の発症率は3.4%であり，遺伝子検査の導入により薬疹の発症率が約1/2に減少することが示された（表2）．

2011年，台湾の研究グループはカルバマゼピンによる治療における HLA-B*15:02 遺伝子検査の臨床的有用性を評価するための多施設前向き単群試験の結果を報告した[13]．4,877人の台湾人患者において，HLA-B*15:02 陰性の患者にはカルバマゼピンを投与し，HLA-B*15:02 陽性患者にはカルバマゼピン以外の薬を投与したところ，SJSおよびTEN患者の発生がまったくみられなかったことより（ヒストリカル・コントロールとした台湾 National Health Insurance Research Database におけるカルバマゼピン誘発SJSまたはTENの発症頻度：0.23%），HLA-B*15:02 検査の臨床的有用性が実証された．同様の試験デザイン（多施設共同前向き単群試験）により，上述の日本人におけるカルバマゼピンによる薬疹と関連する HLA-A*31:01[4]，アロプリノールによる薬疹と関連する HLA-B*58:01[14]，ジアフェニルスルホンによる薬疹と関連する HLA-B*13:01[15] についても，薬疹の回避におけるHLA検査の臨床的有用性が実証されている（表2）．

おわりに

重症薬疹の発症頻度は低いものの予後は極めて悪く，また，集団によって異なったHLAアレルが発症リスクに関連することが問題である．したがって，臨床的に有用な日本人のゲノムバイオマーカーを見出すためには，日本人における薬疹発症例の収集が重要であり，上述の厚生労働省の研究事業「重症多形滲出性紅斑に関する調査研究」では，収集された薬疹患者のDNAサンプルを用いて全ゲノムSNP情報およびHLAアレル情報を取得し，カルテ情報と合わせた統合データベースを構築している．

既に同定された薬疹関連HLAアレルを用いた遺伝子検査の臨床実装に必要な作業としては，薬疹の発症リスクとの関連の情報を国内の治療ガイドラインへ反映させること，遺伝子検査の体外診断薬としての製造販売承認申請，さらにはその保険適用を目指すことなどが挙げられる．薬疹関連ゲノムバイオマーカーを用いた遺伝子検査の臨床への導入を促進することにより，より安全で適切な患者に優しい層別化医療につながることが期待される．

文　献

1) Mallal S, et al：Association between presence of HLA-B*5701, HLA-DR7, and HLA-DQ3 and hypersensitivity to HIV-1 reverse-transcriptase inhibitor abacavir. *Lancet*, **359**：727-732, 2002.
2) Chung WH, et al：Medical genetics：a marker for Stevens-Johnson syndrome. *Nature*, **428**：486, 2004.
3) Ozeki T, Mushiroda T, et al：Genome-wide association study identifies HLA-A*3101 allele as a genetic risk factor for carbamazepine-induced cutaneous adverse drug reactions in Japanese population. *Hum Mol Genet*, **20**：1034-1041, 2011.
4) Mushiroda T, et al：Association of HLA-A*31：01 Screening With the Incidence of Carbamazepine-Induced Cutaneous Adverse Reactions in a Japanese Population. *JAMA Neurol*, **5**：842-849, 2018.
5) Fukunaga K, et al：Differential Effects of HLA-B*15:11 and HLA-A*31:01 on Carbamazepine-Induced Cutaneous Adverse Reactions. *J Invest Dermatol*, **144**：908-911.e7, 2024.
6) Fukunaga K, et al：Association of HLA-A*11：01, HLA-B*39:01, and HLA-B*56:03 with salazosulfapyridine-induced cutaneous adverse drug reactions. *J Allergy Clin Immunol Pract*, **12**：1355-1358.e3, 2024.
7) Ozeki T, et al：Association of Genetic Variants of HLA-DQA1 with Bullous Pemphigoid Induced by Dipeptidyl Peptidase-4 Inhibitors. *J Invest Dermatol*, **143**：2219-2225.e5, 2023.
8) Ujiie H, Muramatsu K, Mushiroda T, et al：HLA-DQB1*03:01 as a Biomarker for Genetic Susceptibility to Bullous Pemphigoid Induced by DPP-4 Inhibitors. *J Invest Dermatol*, **138**：1201-1204, 2018.
9) Su SC, et al：HLA Alleles and CYP2C9*3 as Predictors of Phenytoin Hypersensitivity in East Asians. *Clin Pharmacol Ther*, **105**：476-485, 2019.
10) Hikino K, et al：HLA-B*51:01 and CYP2C9*3 Are Risk Factors for Phenytoin-Induced Eruption in the Japanese Population：Analysis of Data From the Biobank Japan Project. *Clin Pharmacol Ther*, **107**：1170-1178, 2020.
11) Ng CY, et al：Impact of the HLA-B*58:01 Allele and Renal Impairment on Allopurinol-Induced Cutaneous Adverse Reactions. *J Invest Dermatol*, **136**：1373-1381, 2016.
12) Mallal S, et al：HLA-B*5701 screening for hypersensitivity to abacavir. *N Engl J Med*, **358**：568-579, 2008.
13) Chen P, et al：Carbamazepine-induced toxic effects and HLA-B*1502 screening in Taiwan. *N Engl J Med*, **364**：1126-1133, 2011.
14) Ko TM, et al：Use of HLA-B*58:01 genotyping to prevent allopurinol induced severe cutaneous adverse reactions in Taiwan：national prospective cohort study. *BMJ*, **351**：h4848, 2015.
15) Liu H, et al：Evaluation of Prospective HLA-B*13:01 Screening to Prevent Dapsone Hypersensitivity Syndrome in Patients With Leprosy. *JAMA Dermatol*, **155**：666-672, 2019.

◆特集／Update 今の薬疹を知る
免疫チェックポイント阻害薬の皮膚障害と重症薬疹

渡邉裕子*

Key words：免疫チェックポイント阻害薬(immune-checkpoint inhibitors)，Stevens-Johnson 症候群(Stevens-Johnson syndrome)，中毒性表皮壊死症(toxic epidermal necrolysis)，薬剤性過敏症症候群(drug-induced hypersensitivity syndrome)

Abstract 免疫チェックポイント阻害薬(ICI)の適応拡大に伴い，免疫関連有害事象(irAE)としての皮膚障害(cirAE)の発生が増加している．cirAE の多くは軽症で管理可能であるが，稀に Stevens-Johnson 症候群(SJS)や中毒性表皮壊死症(TEN)，薬剤性過敏症症候群(DIHS)といった重症薬疹が発生することがある．ICI の使用はこれらの重症薬疹の発症リスクや重症度を高めることが示されている．これらの重症薬疹では，皮膚科医による迅速な診断と治療介入が患者の生命に直結するため，その管理が極めて重要である．また，cirAE の発症は治療効果や予後にも影響を与えることが示唆されており，特定の cirAE が ICI 治療の効果指標となる可能性が報告されている．本稿では cirAE の基礎および最新の知見を概説したあとに，cirAE としての SJS/TEN 発症メカニズム，臨床的特徴，鑑別診断，および治療法についても解説する．

はじめに

　免疫チェックポイント阻害薬(immune checkpoint inhibitors：ICI)や分子標的薬の適応拡大に伴い，多くのがん治療でこれらの薬剤が使用されている．それに伴って免疫関連有害事象(irAE)，特に皮膚障害(cutaneous irAE：cirAE)の頻度が急増している．cirAE の重症度予測や管理には依然として多くの課題があるが，なかでも Stevens-Johnson 症候群(SJS)，中毒性表皮壊死症(TEN)，薬剤性過敏症症候群(DIHS)などの重症薬疹の診断と治療は，患者の生命に直結するため非常に重要である．一方で，特定のがん領域では，ICI の治療効果と cirAE の発症や重症度に相関があり，治療反応性の予測指標となる可能性が示唆されている．本稿では，皮膚科医が知っておくべき cirAE の基本を概説し，特に重篤な SJS/TEN について詳述する．

免疫チェックポイント阻害薬の種類と作用メカニズム

　2024 年 8 月時点で，本邦では programmed death-1(PD-1)，programmed death ligand-1(PD-L1)，cytotoxic T lymphocyte-associated antigen-4(CTLA-4)を標的とした 8 種類の免疫チェックポイント阻害薬(ICI)が承認され(**表 1**)，20 種類を超えるがんに適応が拡大している．米国では，第 3 の免疫チェックポイント阻害薬である抗 lymphocyte activation gene-3(LAG-3)抗体レラトリマブとニボルマブの配合剤が承認され，本邦でも悪性黒色腫と肝細胞がんを対象に臨床試験が進行中である．また，新たなチェックポイントとして T cell immunoglobulin and ITIM domain(TIGIT)や T cell immunoglobulin and mucin-domain containing-3(TIM-3)，腫瘍微小環境を標的とした Indoleamine 2,3-dioxygenase enzyme(IDO)なども臨床試験が進行しているが，

---

* Yuko WATANABE，〒236-0004 横浜市金沢区福浦 3-9　横浜市立大学大学院医学研究科環境免疫病態皮膚科学，学部講師

表 1. 免疫チェックポイント阻害薬の種類と主な適応疾患

作用機序	一般名(商品名®)	適応となる主な腫瘍
PD-1	ニボルマブ (オプジーボ®)	悪性黒色腫,非小細胞肺癌,腎細胞癌,古典的ホジキンリンパ腫など
	ペムブロリズマブ (キイトルーダ®)	悪性黒色腫,非小細胞肺癌,古典的ホジキンリンパ腫など
	スパルタリズマブ (リブタヨ®)	進行または再発の子宮頸癌
PD-L1	アベルマブ (バベンチオ®)	メルケル細胞癌,腎細胞癌,尿路上皮癌
	アテゾリズマブ (テセントリク®)	非小細胞肺癌,小細胞肺癌,肝癌,再発性乳癌
	デュルバルマブ (イミフィンジ®)	非小細胞肺癌,小細胞肺癌
CTLA-4	イピリムマブ (ヤーボイ®)	悪性黒色腫,非小細胞肺癌,腎細胞癌など
	トレメリムマブ (イジュド®)	非小細胞性肺癌,肝細胞癌

(2024年8月現在)

現段階ではPD-1/PD-L1およびCTLA-4を中心とした治療が主流である.

ICIの抗腫瘍効果は,T細胞の抑制を解除し,抗腫瘍免疫を強化することで発揮される.T細胞上に発現するPD-1が,腫瘍細胞や抗原提示細胞に発現するPD-L1・PD-L2と結合すると,T細胞の活性が抑制され,腫瘍細胞が免疫から逃避する.抗PD-1抗体や抗PD-L1抗体は,PD-1とPD-L1/PD-L2の結合を阻害し,T細胞の抑制シグナルをブロックして,T細胞を活性化し抗腫瘍効果を回復させる.一方,CTLA-4はT細胞や制御性T細胞(Treg)に発現し,抗原提示細胞上のB7(CD80/CD86)と結合することで,T細胞の活性化を抑制する.抗CTLA-4抗体は,CTLA-4とB7の結合を阻害し,T細胞の共刺激分子であるCD28とB7の結合を促進することで,T細胞を再活性化させる.また,CTLA-4に結合した抗体はTregの抑制機能を低下させ,抗体依存性細胞傷害によって腫瘍組織内のTregを減少させる.これにより,抗原提示細胞の機能が成熟し,T細胞の活性化を通じて抗腫瘍効果がさらに強化される.このように,ICIが十分な抗腫瘍効果を発揮するためには,T細胞の活性化,腫瘍微小環境,腫瘍細胞のPD-L1発現などが大きく影響する.抗腫瘍効果を引き出す一方で,免疫の過剰な活性化がirAEを引き起こす場合がある.

ICIによる皮膚障害(cirAE)

1.臨床的特徴

cirAEの発生頻度はirAEのなかでもトップ3に入っており,その発生率は,抗PD-1抗体で約20~30%,抗CTLA-4抗体では約50%[1],さらに併用療法では59~72%と,ICI治療を受けた患者の約1/5~1/2にみられる.cirAEの臨床型は多岐にわたり,播種状紅斑丘疹,白斑,乾癬様皮疹などが一般的だが[2],近年では殺細胞性抗がん剤との併用により,臨床像がさらに多様化している.大部分のcirAEは軽症だが,稀にGrade 4に該当する重症な水疱性類天疱瘡やSJS/TEN,DIHSなどの重篤な皮膚障害がみられ,その致死率は高い.近年の多施設コホート研究において,既存の皮膚の炎症性疾患,特にアトピー性皮膚炎,モルフェア,乾癬は,cirAEのリスク増加と関連しており,これらの皮膚炎症性疾患を有する患者ではcirAEが重症化しやすいことも報告されている[3].海外の大規模データベースを使用した調査では,ICIに関連した約10,000件の皮膚病変のなかから,ICIに特有の8つの臨床型として,白斑,水疱性類天疱瘡,苔癬型反応,多形紅斑,SJS,TEN,薬疹,湿疹性皮膚炎が挙がった.このうち,天疱

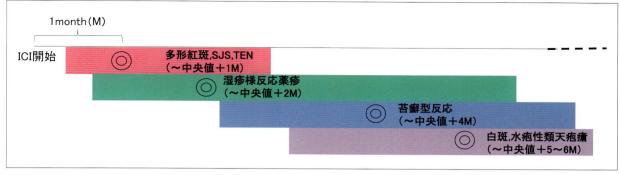

図1. 臨床型別にみたcirAEの出現時期

（文献4をもとに筆者作成）

瘡と白斑を除く6つの臨床型は，CTLA-4阻害薬よりもPD-1/PD-L1阻害剤で治療された患者で頻度が高いことが示された．この2種の薬剤間の発生率の違いは，T細胞増殖，制御性T細胞による免疫抑制，またはT細胞クローンの活性化の違いによるという仮説が立てられている[4]．原疾患によってもcirAEの発症リスクや臨床像は異なる．例えば，悪性黒色腫，腎癌，肺癌ではcirAEを起こしやすく，臨床型として白斑は悪性黒色腫患者，SJSは尿路上皮癌患者で頻度が高いことが報告されている[4]．

2．cirAEと他臓器irAEの併発パターン

cirAEは治療早期に発生するため，その後の他臓器irAE発症の予測マーカーとなることが期待されている．cirAEの発症時期は臨床型によって異なるが，多形紅斑やSJS/TENはICI投与直後から1か月頃，薬疹や湿疹性皮膚炎は投与から2か月頃，苔癬型反応や水疱性類天疱瘡，白斑は4～6か月頃の発症が多いとされる．しかし，ICI投与後1年以上経過して発症する遅発性cirAEも約20％と決して少なくない．特に最重症のSJS/TENでは8～9サイクル目に発症した例もあり，ICI投与中のcirAEの発症リスクは常に念頭に置く必要がある（図1）．

また，cirAE患者の約60％に他臓器のirAEが併発することが知られており，特定の臓器障害のリスクを把握することは患者の治療マネジメントに役立つ．特に，cirAEと消化器系irAEの併発が比較的頻繁にみられることが報告されており，白斑患者の11％が大腸炎を，薬疹患者の9.2％が肝炎を併発することが確認されている．また，甲状腺障害もcirAEに併発する頻度が高く，白斑患者の11％，湿疹性皮膚炎患者の10％で発症する[4]．Thompsonらは，粘膜障害とirAE全体，消化器系irAE，胃腸炎との関連性を指摘し，乾癬様皮疹と内分泌系irAEの関連も示している[5]．一方で，複数のcirAEが同時に発症することは少なく，一般的にcirAEは単独で生じる傾向がある[4]．

3．cirAEと患者予後との関連性

cirAEの発症は予後と密接に関連していることが報告されている．抗PD-1・PD-L1療法を受けた患者において，cirAEを発症した患者は全生存率が改善することが大規模コホート研究で示されており，特に瘙痒症や薬疹，乾癬様皮疹などが死亡率低下と関連している．近年の後方視的研究では，irAEを7つのクラスター（内分泌，皮膚，筋骨格系，呼吸器，神経系，肝臓，消化器）に分類し，cirAEと内分泌障害のクラスターに属する患者は6か月時点での全生存率が有意に高いことが示されている．一方，筋骨格系や呼吸器系などほかのクラスターでは生存率に有意差はみられなかった[6]．また，皮膚病変の病理組織像による予後の違いも報告されており，海綿状変化や苔癬型反応は無増悪生存期間の延長と関連する一方，空胞変性は死亡リスクを増加させたと報告されている[7]．さらに悪性黒色の研究では，Grade 3，4の重症なcirAEを起こした患者の完全奏効率は約30％と，Grade 1の5.4％，Grade 2の12.8％と比較して高いことが報告されている[8]．

これらの知見から，cirAEの有無およびその臨

床型は予後の重要な指標となり得る．そのため，cirAE を診た皮膚科医は治療方針に関して適切な助言を提供することが求められる．

次の項目からは，ICI 関連の皮膚障害のなかでも最重症である SJS/TEN について詳述し，最後に DIHS にも触れる．

ICI 関連の Stevens-Johnson 症候群および中毒性表皮壊死症

1．疫　学

ICI の使用は SJS/TEN の発生リスクを増加させることが報告されている．本邦の Shizuoka Kokuho database を用いた地域ベースのコホート研究では，ICI 使用者における SJS/TEN の発生率が非常に高く，ハザード比が 400 以上と示されている[9]．米国食品医薬品局（FDA）の有害事象報告システム（FAERS）やランダム化比較試験（RCT）のメタアナリシスでも，ICI 投与患者と SJS（報告オッズ比 ROR：2.71），TEN（ROR：2.82）の間に有意な関連が確認され，発症リスクが約 4 倍に増加することが示されている[10]．さらに，別の症例対照研究では，ICI 使用者は従来の抗がん剤使用者より SJS/TEN の発症リスクおよび死亡率が有意に高いことが報告されている[11]．これは，悪性腫瘍そのものではなく，ICI の使用が SJS/TEN の発症リスクを増加させることを示している．これらの罹患率に加え，SJS/TEN の重症度も懸念されている．Le らは，ICI 関連 SJS の死亡率は 15％，TEN では 39％と，従来のデータに比べて高いことを示している[4]．少しでも重症化を疑う cirAE を診た場合，早期に皮膚科へコンサルトできるような診療連携体制が重要である．

2．発症メカニズム

ICI による SJS/TEN の発症メカニズムは完全には解明されていないが，表皮細胞の PD-L1 発現が関与していると考えられている．通常，皮膚には PD-L1 の発現はみられないが，抗 PD-1 抗体の影響で PD-L1 の発現が増加し，これが活性化した CD8＋T 細胞の標的となり，表皮細胞のアポトーシスが誘導される[12]．また，cirAE では，炎症性ケモカインや細胞障害性メディエーター（perforin，granzymeB），アポトーシス促進分子（Fas Ligand）の発現が増加し，SJS/TEN と同様の遺伝子発現が確認されている[12]．さらに，SJS/TEN では Treg の機能不全や共刺激因子の増強も関与しているとされ，表皮細胞のアポトーシスを誘導する複数のメカニズムが示唆されている．具体的には，CD49/NKG2C と HLA-E の相互作用や，真皮-表皮接合部における CD40/CD40L の相互作用などが関与している．

3．臨床的特徴

ICI に関連する SJS/TEN の発症時期は治療開始後比較的早期であり，ICI 開始後 1～2 サイクル，1 か月以内に発症することが多い．しかし，投与開始から 1 年以上経過した遅発性に生じることもあることを忘れてはならない．ICI 関連の SJS/TEN における皮膚や粘膜症状は，従来の SJS/TEN と大部分は一致しているが，Zhou らによるシステマティックレビューでは，粘膜疹の発生率が低いと報告している．具体的には口腔粘膜は ICI 関連で 78％（従来の SJS/TEN では 90％），眼は 50％（従来は 84％），性器は 30％（従来は 60～70％）と記載している[13]．しかし，実臨床において，ICI 関連の SJS/TEN 症例では，粘膜疹の非常に重症な SJS/TEN を経験することも多い（**図 2**）．これらに関しては，ICI 関連の SJS/TEN と従来の SJS/TEN で異なるかどうかは議論の余地があり，粘膜疹の報告が不十分である可能性や，後述する水疱型苔癬型反応や重症の水疱症といった鑑別疾患が混在している可能性も考慮して，さらなる検討が必要である．

4．鑑別すべき疾患

ICI 関連 SJS/TEN の診断では，ほかの水疱やびらん形成を起こす疾患との鑑別が極めて重要である．鑑別となる代表的な疾患と鑑別ポイントを**表 2** に示す．鑑別診断には，ICI 投与後の皮疹の発症時期，粘膜病変の有無，Nikolsky サインの確認，病理所見が重要な手がかりとなる．SJS/TEN と

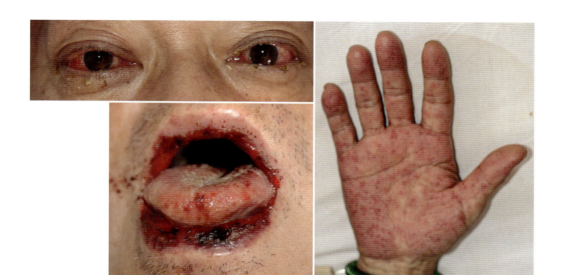

図 2. ICI 初回投与後に生じた SJS

表 2. ICI 関連の SJS/TEN と鑑別すべき疾患の特徴

	SJS/TEN	水疱性扁平苔癬型薬疹	水疱を伴う放射線リコール皮膚炎	水疱性類天疱瘡	腫瘍随伴性天疱瘡
ICI 開始から発症までの日数	直後〜1 か月	4 か月	報告なし	5〜6 か月	報告なし
発症様式	急性	緩徐	急性	緩徐	緩徐
発熱の有無	しばしば高熱	通常なし	通常なし	通常なし	通常なし
皮疹の特徴	紅斑, 水疱, 皮膚剝離	鱗屑を付す丘疹・紅斑局面	放射線照射部位に一致した紅斑と水疱	紅斑, 緊満性水疱	紅斑, 水疱, 皮膚剝離
Nikolsky サイン	陽性	陰性	陰性	陰性	陽性
粘膜疹	重度	なし〜軽度	なし〜軽度	なし〜軽度	重度
病理組織学的特徴	表皮の個細胞壊死または全層壊死	帯状のリンパ球浸潤を伴う境界部皮膚炎	血管周囲リンパ球浸潤を伴う境界部皮膚炎	表皮下水疱, 真皮の好酸球浸潤	棘融解および表皮壊死を伴う表皮内・表皮下水疱
直接免疫蛍光所見	陰性	陰性	陰性	基底膜帯に沿った線状 C3 および/または IgG の沈着	基底膜帯に沿った IgG および/または C3 の沈着
血清中の自己抗体	陰性	陰性	陰性	BP180/BP230 抗体	デスモグレイン 1, 3 や BP180 などに対する多様な自己抗体

（文献 4, 13 をもとに筆者作成）

類似した症状を呈する疾患として，まず水疱性扁平苔癬型薬疹が挙げられる．この疾患では，鱗屑を伴う丘疹や紅斑局面がみられ，水疱を形成するが，Nikolsky サインは陰性であり，粘膜疹は軽度またはほとんどみられないことが特徴である．
図3 は，左腎細胞癌術後に nivolumab/ipilimumab（NIVO/IPI）初回投与後に水疱性扁平苔癬型薬疹を生じた症例である．体幹四肢に瘙痒のある紅斑局面を認め，水疱やびらんを伴っていたが，発熱や Nikolsky サインは陰性であった．中等量の全身性ステロイド投与にて皮疹は改善したが，ステロイド中止から 2 か月後に誘因なく同症状が再燃し，最終的に長期のステロイド投与を要した．このように，ICI による扁平苔癬型薬疹の多くは局所療法では難治性で，ICI 中止や全身的な治療アプローチが必要となることが多い．放射線リコール皮膚炎もまた，SJS/TEN との鑑別が必要である．放射線治療部位に紅斑や水疱が現れるが，

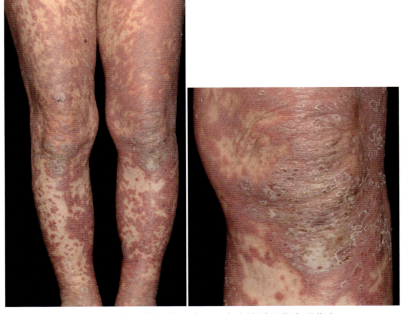

図 3. ICI 初回投与後に生じた水疱性扁平苔癬型薬疹

Nikolsky サインは陰性であり，粘膜疹がほとんどみられない点が特徴的である．水疱性類天疱瘡は，強い瘙痒を伴う紅斑と緊満性水疱がみられ，通常高熱はなく，Nikolsky サインは陰性である．病理所見では表皮下水疱形成や好酸球浸潤が確認され，免疫蛍光検査において基底膜帯に IgG や C3 の沈着が認められる．さらに，腫瘍随伴性天疱瘡では，重度の粘膜疹に加え，紅斑や水疱，表皮剝離が認められ，Nikolsky サインは陽性である．病理組織学的には表皮内水疱や表皮壊死がみられ，免疫蛍光検査で IgG や C3 の沈着，自己抗体陽性が確認されることが多い．これらの疾患では通常高熱がみられない点も，SJS/TEN との鑑別における重要なポイントである．

5．治　療

従来の薬剤による SJS/TEN の治療と同様に，ICI 関連の SJS/TEN においても本邦の SJS/TEN 診療ガイドラインに従って，全身ステロイド投与が中心となる．最重症例や急速進行例では，ステロイドパルス療法，免疫グロブリン大量療法，血漿交換療法の併用が行われる．また，海外ではいくつかのランダム化比較試験や系統的レビューによって，SJS/TEN における TNF-α 阻害薬の安全性と有効性が報告されている．ICI に関連した SJS/TEN においても同様の報告がみられ，ステロイド使用量の減少や再上皮化の促進，急性期死亡率の低下に寄与する可能性が示唆されているが[14]，安全性を確認するさらなる研究が必要である．

SJS/TEN の致死率・後遺症残存率を考慮すると，原因薬剤は再投与禁忌が原則であるが，ICI 関連の重症薬疹(SJS/TEN，急性全身性発疹性膿疱症，DIHS/DRESS)を発症した患者への再投与についての研究がある．緩徐な漸増と副腎皮質ステロイド併用で ICI 投与が可能になった患者，減感作を行った患者，異なる皮膚障害を発症した患者がみられ，同クラスの代替薬を投与された 8 人中 5 人で投与可能だったとしている[15]．しかし，ICI 投与中の SJS/TEN には，① ICI 自体による発症と，② ICI 以外に投与されていた併用薬による発症，③ 両者のコンビネーションによる発症の可能性があり，これらの鑑別は容易ではない．再投与については重篤で致死的となるリスクを常に念頭に置くべきである．

ICI 関連の DIHS/DRESS

ICI による DIHS・DRESS の報告は，SJS/TEN と比較すると多くない．しかし，ICI は同時に投与されている他剤による T 細胞の活性化を増加させるため，DIHS/DRESS の発症を助長する可能性がある．Ubukata らは，静岡県のデータベースを用いた人口ベースのコホート研究にて，ICI 投与中の患者は，それ以外の患者と比較してハザード比 97.35 とリスクが高いことを報告している[16]．米国食品医薬品局（FDA）の有害事象報告システム（FAERS）を使用して実施された症例対照研究では，ICI を FAERS に登録された，①すべての薬剤との比較，② ICI 以外の抗がん剤との比較といった 2 つの条件下で，ICI 関連の SCAR 症例の報告オッズ比（ROR）を調査した．その結果，ICI 以外のすべての薬剤と比較して ICI では DRESS のリスクが ROR：1.38，（95% CI：1.20〜1.57）で有意に高いことが明らかとなった．また，ほかの抗がん剤と比較しても，リスクは ROR：3.90（95% CI：2.69〜3.58）と有意に高いことが明らかとなった[17]．この結果より，悪性腫瘍の有無にかかわらず，SCAR と ICI に関連があることが示唆される．

おわりに

ICI の使用が拡大するなかで，cirAE の早期発見と適切な対応が一層求められている．特に，重症薬疹は命に関わる可能性があるため，皮膚科医による迅速な診断と治療介入が極めて重要である．また，cirAE が治療成績や予後に影響を及ぼす可能性があるため，他科との連携が一層重要となる．我々皮膚科医は，cirAE に関する最新の知識を常に更新し，積極的に診療に関与することで，患者の予後改善や QOL 向上に貢献していくことが求められる．

引用文献

1) 山口由衣：免疫チェックポイント阻害薬による皮膚障害．日皮会誌，130：1627-163，2020．
2) 渡邉裕子ほか：免疫チェックポイント阻害薬による皮膚障害の解析．日皮会誌，131：1841-1850，2021．
3) Wan G, et al：Pre-existing inflammatory disease predicts cutaneous immunotherapy toxicity development：A multi-institutional cohort study. *J Am Acad Dermatol*, 90(2)：418-420, 2024.
4) Le TK, et al：Cutaneous toxicities associated with immune checkpoint inhibitors：An observational, pharmacovigilance study. *J Invest Dermatol*, 142(11)：2896-2908.e4, 2022.
5) Thompson LL, et al：Patterns of cutaneous and noncutaneous immune-related adverse events among patients with advanced cancer. *JAMA Dermatol*, 157：577-582, 2021.
6) Wan G, et al：Multi-organ immune-related adverse events from immune checkpoint inhibitors and their downstream implications：A retrospective multicohort study. *Lancet Oncol*, 25(8)：1053-1069, 2024.
7) Hirotsu KE, et al：Histologic subtype of cutaneous immune-related adverse events predicts overall survival in patients receiving immune checkpoint inhibitors. *J Am Acad Dermatol*, 87(3)：651-653, 2022.
8) L'Orphelin JM, et al：Cutaneous manifestations induced by check point inhibitors in 120 melanoma patients-The European MelSkinTox study. *J Eur Acad Dermatol Venereol*, 2023.
9) Ubukata N, et al：Risk factors and drugs that trigger the onset of Stevens-Johnson syndrome and toxic epidermal necrolysis：A population-based cohort study using the Shizuoka Kokuho database. *JAAD Int*, 11：24-32, 2022.
10) Zhu J, et al：Stevens-Johnson syndrome/toxic epidermal necrolysis in patients treated with immune checkpoint inhibitors：A safety analysis of clinical trials and FDA pharmacovigilance database. *EClinicalMedicine*, 37：100951, 2021.
11) Godfrey H, et al：Severe cutaneous adverse reactions associated with the immune checkpoint inhibitors：A case/non-case analysis using the Food and Drug Administration Adverse Event

Reporting System. *Australas J Dermatol*, **65**(3) : 243-253, 2024.
12) Goldinger SM, et al : Cytotoxic cutaneous adverse drug reactions during anti-PD-1 therapy. *Clin Cancer Res*, **22**(16) : 4023-4029, 2016.
13) Zhou J, et al : Stevens-Johnson syndrome and toxic epidermal necrolysis associated with immune checkpoint inhibitors : A systematic review. *Front Immunol*, **15** : 1414136, 2024.
14) He CX, et al : Tumor necrosis factor inhibitors enhance corticosteroid therapy for Stevens-Johnson syndrome and toxic epidermal necrolysis linked to immune checkpoint inhibitors : A prospective study. *Front Immunol*, **15** : 1421684, 2024.
15) Chen CB, et al : Severe cutaneous adverse reactions induced by targeted anticancer therapies and immunotherapies. *Cancer Manag Res*, **10** : 1259-1273, 2018.
16) Ubukata N, et al : Risk factors and drugs associated with the development of drug-induced hypersensitivity syndrome/drug reaction with eosinophilia and systemic symptoms : A population-based cohort study using the Shizuoka Kokuho database. *J Am Acad Dermatol*, **91**(3) : 573-575, 2024.
17) Godfrey H, et al : Severe cutaneous adverse reactions associated with the immune checkpoint inhibitors : A case/non-case analysis using the Food and Drug Administration Adverse Event Reporting System. *Australas J Dermatol*, **65**(3) : 243-253, 2024.

◆特集／Update 今の薬疹を知る

エンホルツマブ ベドチンの皮膚障害

藤山幹子*

Key words：エンホルツマブ ベドチン(enfortumab vedotin)，抗体薬剤複合体(antibody-drug conjugate)，Nectin-4，微小管阻害薬(microtubule inhibitors)

Abstract エンホルツマブ ベドチンは抗体薬物複合体で，Nectin-4 を発現する腫瘍細胞に微小管阻害薬の MMAE を効率よく取り込ませ，細胞の増殖を止めてアポトーシスに陥らせるよう設計された抗がん剤である．ところが表皮角化細胞や汗腺も Nectin-4 を発現するため，皮膚も微小管阻害薬の影響を受ける．幸い細胞分裂が活発な基底細胞には Nectin-4 の発現が少ないため直接的な障害は少ないと思われるが，遊離した MMAE が基底細胞を障害する．抗がん剤による細胞障害にエビデンスのある対応方法はなく，皮膚障害に対してはステロイドを使用することが一般的である．ただし，重症例への対応について今後検討が必要である．

抗がん剤による皮疹は薬疹か

「薬疹」には非アレルギー性とアレルギー性があると私たちは皮膚科学で学んできた．非アレルギー性の薬疹は，薬剤の用量依存性に，あるいは薬理作用に基づいて生じる．一般的な薬剤は，非アレルギー性の薬疹を生じにくいような用量で薬効を示すもの，あるいは副作用を生じにくい投与方法があるものでなければ臨床応用は難しい．そのため，この数十年は薬疹と言えばほぼアレルギー性であった．

ところが抗がん剤においては，圧倒的に薬効が重視され，多少の皮膚障害は耐えるべきものと捉えられているようである．高率に皮疹を生じる薬剤は稀ではなく，新規の抗がん剤が増えるにつれ，非アレルギー性の皮疹を目にする機会が増加している．これらの皮疹を「薬疹」と診断すると，実際は用量や用法を調整すれば使用できる可能性があるにもかかわらず，多くの医師はついつい頭の中でアレルギー性と変換して薬の使用を中止し

再投与を禁忌としてしまう．このような理由から，筆者は抗がん剤による皮疹を薬疹とは言わず，皮膚障害や中毒疹と言うようにしている．もちろん，一部の抗がん剤でもアレルギー機序で生じる薬疹もあり，このときには薬疹と言っている．

エンホルツマブ ベドチンとは

エンホルツマブ ベドチン(enfortumab vedotin：EV)は，抗体薬物複合体に分類される抗がん剤である．抗体薬物複合体は，抗体製剤にリンカーを介して細胞障害性の抗がん剤を結合させた構造となっている(図1-a)[1]．抗体はがん細胞の表面に高発現する分子を標的として設計されており，生体内でがん細胞の表面に結合した抗体薬物複合体は，細胞膜ごと細胞内に取り込まれる．その後，酵素によって抗体と抗がん剤の接着部分であるリンカーが切断されて，抗がん剤が遊離する(図1-b)[1]．遊離した抗がん剤は細胞内で作用するとともに，一部は細胞外に出て周囲の腫瘍細胞を障害する[1]．

EV の標的抗原は Nectin-4 である．Nectin-4 は細胞接着因子の1つで，尿路上皮がん細胞のほか，

* Mikiko TOHYAMA，〒791-0280 松山市南梅本町甲 160　四国がんセンター，副院長/皮膚科

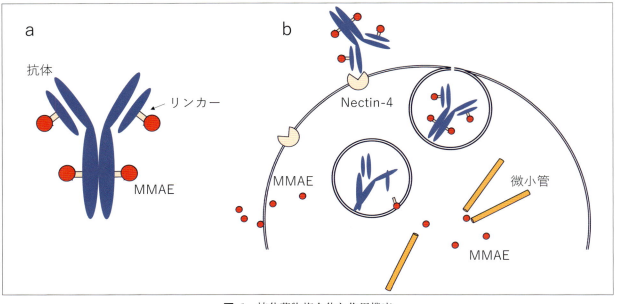

図 1. 抗体薬物複合体と作用機序
a：Nectin-4 に対するモノクローナル抗体にリンカーで微小管阻害薬のモノメチルアウリスタチン E(MMAE)が結合する．
b：細胞表面の Nectin-4 にエンホルツマブ ベドチンが結合すると，細胞内に取り込まれ，リンカーがプロテアーゼにより切断される．遊離した MMAE は細胞内の微小管に結合し機能を阻害して細胞をアポトーシスに陥らせるとともに，細胞外に放出されて近隣の細胞をも障害する(バイスタンダー効果)．

表皮角化細胞や汗腺にも発現しているため，EV は皮膚にも作用してしまう抗がん剤となった[2]．抗がん剤であるモノメチルアウリスタチン E (monomethyl auristatin E：MMAE)は微小管阻害薬であり，細胞分裂の過程で微小管に結合しその機能を阻害する．微小管が機能せず増殖を止められた細胞はアポトーシスに陥る．免疫染色において，Nectin-4 は表皮の基底細胞より上層の有棘細胞に発現していることが示されている[2]．もし仮に基底細胞が Nectin-4 を発現しているのであれば，分裂期にある基底細胞は軒並みアポトーシスに陥り，結果，皮膚が広範囲に剝離する状態となるため，薬剤として使用されるに至らなかったと思われる．

微小管阻害薬による皮膚障害

では，微小管阻害薬はどのような皮膚障害を生じるのか．代表的な微小管阻害薬にタキサン系剤がある．頻用される薬剤であるため，皮膚障害を診察する機会は多い．微小管阻害薬が直接作用して生じると考えられる皮膚障害には，手指，足，間擦部の有痛性紅斑，爪床炎などがある(図2-a)．有痛性紅斑は，表皮剝離，びらん形成に至ることもある．病理組織学的にはアポトーシスに陥った細胞のほか，リング状の核，星芒状の核を有する大型の異形な細胞を表皮内に認める[3]．この表皮障害は用量依存性である．また，手や爪の障害が強いとき，抗がん剤投与中に冷却を行うと症状が軽減することがあり，血流の豊富さも薬剤のデリバリーに，ひいては皮膚障害の重症度に関係するのかもしれない．治療には一般的にステロイド外用薬を用いる．

MMAE やほかの微小管阻害薬を結合する抗体薬物複合体には，ブレンツキシマブ ベドチン(抗 CD30 抗体＋MMAE)やトラスツズマブ エムタンシン(抗 HER2 抗体＋エムタンシン)などがあるが[1]，これら抗体薬物複合体による直接的な皮膚障害は比較的稀である．これが抗体薬物複合体の意義のある点で，標的抗原が高発現している組織に限局して抗がん剤を効率よく働かせ，ほかの臓

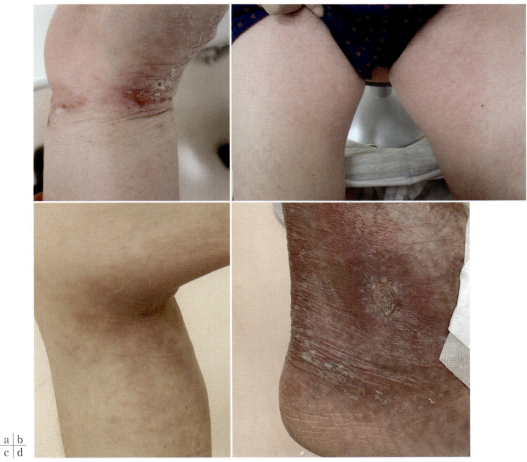

図 2. 微小管阻害薬と EV による皮膚障害
a：タキサンによる手関節の紅斑とびらん
b～d：EV による大腿内側(b)，膝窩(c)の紅斑と，足関節の表皮剝離を伴う紅斑(d)

器や細胞への障害を最小限に抑えている．また抗体薬物複合体においては，抗体に結合できる抗がん剤の量が限られることから，少量でも強い殺細胞効果を有する．つまり毒性が強く全身投与には向かない抗がん剤が使用されている[1]．そうであっても，抗体から遊離して細胞外に漏れ全身に分布する抗がん剤は，タキサンのように静脈投与する薬剤と比べると，全身(皮膚)への作用は少ないと考えられる．しかしながら EV では，皮膚で抗がん剤が遊離することから，ブレンツキシマブ ベドチンやトラスツズマブ エムタンシンに比べると抗がん剤の皮膚での曝露量が多くなり，しかも抗がん剤が強力でもあることから皮膚障害を生じやすくなると考えられる．

EV の皮膚障害

EV の皮膚障害は腋窩や鼠径などの間擦部，あるいは関節屈曲部や足など，擦れるところの紅斑として認識されることが多い[2](**図 2-b，c**)．皮膚障害が強いと水疱を形成し，びらんとなることがあるのはタキサンと同じである(**図 2-d**)．また，パラパラと孤立性の水疱を認めることや，躯幹の広範囲に紅斑を認めることもある．しばしば瘙痒を伴い，皮膚障害が強いときには痛みとなる．これら皮膚障害の病理組織像はタキサンが原因の場合と同じで，リング状や星芒状の核をもつ，あるいは異形な分裂像を示す細胞を表皮内に認め，interface dermatitis も認められる[4]~[6]．EV は，

表 1. エンホルツマブ ベドチン(EV)による中毒性表皮壊死症(TEN)の報告例のまとめ

年齢性別	EV投与と皮疹出現のタイミング	基礎疾患	発熱	粘膜疹	水疱,表皮剥離	その他の臓器障害	治療	予後	参考文献
72歳男性	2回投与のあとに皮疹	高血圧,心房細動,アルコール性肝硬変	記載なし	口蓋に水疱1個	腋窩,背部,陰部,大腿後面,踵	急性腎不全	透析,Supportive therapy	死亡	8
71歳男性	2回投与のあとに皮疹	高血圧,心房細動,非アルコール性肝硬変	38℃台	・口唇潰瘍,舌尖の発赤 ・口腔の疼痛	・体表面積の18% ・ニコルスキー現象陽性	急性腎不全	ステロイド全身投与	死亡	9
62歳男性	1回目のあとに皮疹,2回投与後増悪	高血圧,冠動脈,バイパス術後慢性肝疾患	あり	・口唇,口蓋のびらん潰瘍 ・眼の充血と眼脂	・背部,腋窩など ・ニコルスキー現象陽性	骨髄抑制,急性腎不全,ビリルビン上昇	ステロイド外用,血漿交換	死亡	10
71歳男性	1回目のあとに皮疹,2回投与後増悪	高血圧,アルコール性肝障害,高尿酸血症,皮脂欠乏性皮膚炎	微熱	不明	広範囲	骨髄抑制,腎障害	ステロイド全身投与,透析	死亡	11
47歳女性	1回目のあとに瘙痒,2回投与後増悪	不明	40℃	あり	紅斑内の小水疱	肝障害	IVIG,ステロイド全身投与,エタネルセプト	回復	12

1.25 mg/kg を 1 週ごとに 3 回投与し 1 週間休薬するサイクルを繰り返すレジメであり,皮膚症状は通常 1 サイクル目に出現する.前述のように皮疹の好発部位が存在することには,たとえば Nectin-4 の発現量の違い,表皮の厚さの違い,抗体の移行のしやすさなどの要因も絡むと思われる.このあたりが明らかになれば,皮膚障害の発生予防についても検討ができるようになると思われる.

なお,これまで EV による治療は免疫チェックポイント阻害薬による治療のあとに選択されており,免疫チェックポイント阻害薬の前投与がない症例では皮膚障害のグレードが低いという報告もあった[7].今後一次治療として単独使用されるようになれば少し対応が楽になるのではないかと思われたが,2024 年 9 月に EV とペムブロリズマブの併用を根治切除不能な尿路上皮がんの一次治療として用いることが承認された.EV の皮膚障害においては,常に免疫チェックポイント阻害薬の影響を考慮しながら評価する必要がある.

EV から遊離した MMAE が高濃度になると,皮膚障害は強く広範囲になると予想される.EV による重症の皮膚障害として Stevens-Johnson 症候群,中毒性表皮壊死症(TEN)が複数報告されている[8]〜[12].既報告例をみると,高熱を欠いたり粘膜疹に乏しかったり,また atypical target がなかったりと,TEN としては典型ではない印象を受ける(表 1).また,骨髄抑制や急性腎不全が多いことにも気づく.MMAE が肝臓で代謝を受けることを考えると,肝硬変やアルコール性肝障害を基礎疾患として有する患者で MMAE の血中濃度が高くなり,皮膚障害や骨髄抑制を生じたのではないかとも思える.実は 2022 年以降海外では,EV により広範囲に生じる皮膚障害は TEN とは異なるとする論文が増え,TEN-like をつけて報告されるようになっている.Guerrois らは,EV による皮膚障害の 6 例を検討し,表皮剥離面積が限られていても多臓器障害を生じ,予後は不良で 3 例が死亡している点,間擦部主体の病変で purpuric macules を欠き粘膜疹がないかわずかという点で,古典的な SJS/TEN とは異なると述べている[5].病理組織学的には apoptotic keratinocyte のほか,SJS/TEN とは異なる分化異常,異常な

mitotic figure が表皮，エクリン汗管，毛包に認められている[5]．Khanjar らも，臨床像は SJS/TEN に類似するが重篤な粘膜障害と顔面の紅斑がみられない点が異なっており，病理組織学的にたとえ全層性の表皮壊死がみられたとしても，真皮から剝離して血液からの供給を絶たれた表皮が壊死に陥ったもので SJS/TEN 本来の変化による全層性壊死ではないだろうと述べている[6]．表皮の全層性壊死にとらわれず，経過や臨床症状に重きを置いて診断する必要があるのかもしれない．

皮膚障害の治療

EV の皮膚障害が抗がん剤の毒性によるものであるとすれば，どのような治療が適切なのであろうか．臨床においてはステロイド外用薬を用いることが多いが，果たして有効なのであろうか．例えば起壊死性の細胞障害性抗がん剤が皮膚に漏出した場合，早期にステロイドの局注を行うことが勧められているが，はっきりとしたエビデンスはない．微小管阻害薬によるアポトーシスの誘導をステロイドが止めるとも考えにくい．微小管阻害薬により障害を受けたほかの臓器の障害，たとえば骨髄抑制や肝障害においても薬物毒性による細胞障害をレスキューする方法はなく，好中球減少にヒト顆粒球コロニー形成刺激因子製剤（G-CSF 製剤）を使用したり，肝障害に対し肝庇護剤を投与したりして，極期が過ぎ去るのを待つしかない現状がある．

EV の皮膚障害では，炎症を抑制するためにステロイド薬を用いている．微小管阻害薬による誘導される細胞死はアポトーシスとされており，通常炎症が誘導されないタイプの細胞死である．しかし臨床においては微小管阻害薬によりダメージを受けた組織（皮膚）には炎症が誘導されている．ブレンツキシマブ ベドチンにおいて，障害された細胞から damage-associated molecular patterns（DAMPS）が放出され，自然免疫細胞の活性化を生じることが報告されている[13]．DAMPS により惹起された炎症が組織障害を増強するという考えは，物理的障害である熱傷と同じと思われる．熱傷においてもⅠ度やⅡ度であれば早期の段階で抗炎症作用を期待しステロイド外用薬を使用してもよいとされている[14]．このような考え方に基づくとステロイドの使用は理にかなっている．ただし，TEN 様の重症の皮膚障害に対してステロイド薬の全身投与をした場合の量と使用期間については，今後検討する必要がある．皮膚障害が広範囲の症例の多くは骨髄抑制を伴い易感染性の状態にあるため，免疫抑制を生じる薬剤の使用には慎重な判断が求められる．また，ステロイドにより抑制されるのは，あくまで組織障害に随伴して生じる炎症のみであり，組織障害の軽減は期待できない．皮膚科医が主導し，対応方法を検討する必要がある．

参考文献

1) 安永正浩：ドラッグ・デリバリーシステム（DDS），新臨床腫瘍学 改訂第 6 版（日本臨床腫瘍学会編集），南江堂，pp. 222-226, 2021.
2) Lacouture ME, et al：Management of dermatologic events associated with the Nectin-4-directed antibody-drug conjugate enfortumab vedotin. *Oncologist*, **27**(3)：e223-e232, 2022.
3) Prieto-Torres L, et al：Taxanes-induced cutaneous eruption：another histopathologic mimicker of malignancy. *J Eur Acad Dermatol Venereol*, **30**(4)：638-644, 2016.
4) Hirotsu KE, et al：Clinicopathologic characterization of enfortumab vedotin-associated cutaneous toxicity in patients with urothelial carcinoma. *JAAD*, **85**(6)：1610-1611, 2021.
5) Guerrois F, et al：Life-threatening skin reaction with Enfortumab Vedotin：Six cases. *Eur J Cancer*, **167**：168-171, 2022.
6) Khanjar B, et al：Enfortumab vedotin toxic epidermal necrolysis-like blistering dermatosis：A case series and review of the literature. *JAAD Case Rep*, **43**：40-50, 2023.
7) Molia G, et al：In Patients with Advanced Urothelial Carcinoma, Immune Checkpoint Inhibition Prior to Enfortumab Vedotin Is Associat-

ed with High-grade Skin Toxicity. *Eur Urol*, **83**(4)：377-378, 2023.
8) Francis A, et al：A rare presentation of enfortumab vedotin-induced toxic epidermal necrolysis. *JAAD Case Rep*, **7**：57-59, 2020.
9) Viscuse PV, et al：Enfortumab vedotin for metastatic urothelial carcinoma：a case series on the clinical and histopathologic spectrum of adverse cutaneous reactions from fatal Stevens-Johnson syndrome/toxic epidermal necrolysis to dermal hypersensitivity reaction. *Front Oncol*, **4**：11：621591, 2021.
10) Bansal A, et al：Enfortumab Vedotin-Induced Toxic Epidermal Necrolysis：A Rare Fatal Adverse Reaction. *Indian Dermatol Online J*, **13**(1)：128-130, 2022.
11) Mimura Y, et al：Toxic epidermal necrolysis after the administration of enfortumab vedotin for urinary bladder urothelial carcinoma. *IJU Case Rep*, **6**(2)：111-115, 2022.
12) Singh R, et al：The successful management of SJS/TEN secondary to enfortumab vedotin therapy. Current Problems in Caner：Case Report, 6：100162, 2022.
13) Heiser RA, et al：Brentuximab Vedotin-Driven Microtubule Disruption Results in Endoplasmic Reticulum Stress Leading to Immunogenic Cell Death and Antitumor Immunity. *Mol Cancer Ther*, **23**(1)：68-83, 2024.
14) 創傷・褥瘡・熱傷ガイドライン策定委員会(熱傷グループ：創傷・褥瘡・熱傷ガイドライン(2023)―6 熱傷診療ガイドライン(第3版). 日皮会誌, **134**(3)：509-557, 2024.

◆特集／Update 今の薬疹を知る
SJS 患者会より

湯淺和恵*

Key words：SJS患者会（SJS patient group），医薬品医療機器総合機構（Pharmaceutical and Medical Devices Agency）

Abstract 患者会が発足して25年，発足時は様々な要望がありましたが，いろいろなところに陳情に行くことでその大半が実現しました．メディアが報道してくれれば，一般の人たちにも知っていただけます．患者の発症を止めることはできないので，周知活動は今後も続けていかなければならないと思っております．希少疾病なので実際に診られたことがない先生方にもどういう闘病をしてるか，患者側からの視点も知っていただきたいと思います．

患者会について

SJS 患者会は，発足してから25周年を迎えます．

1999年の冬，当時東京歯科大学市川総合病院の眼科に多くの Stevens-Johnson syndrome（SJS）の患者が入院していました．当時，眼科教授であった坪田一男先生のご指導のもと，前代表の小宮豊一氏が眼科待合室で，それらしい患者1人1人に声をかけて会員を集めました．患者会は最初は10人以下の小さな集まりでした．当時，インターネットはダイヤルアップの時代でした．HPを立ち上げて，その後新しく入会した会員たちに会報を作成し配っていました．

私は，後遺症である眼の状態が落ち着いて，うつ状態から少し抜け出したので，電話代を気にしながら病気のことを検索しました．病気のことを何も知らなかったので，いろいろ知りたいと思ったからです．そうしているうちにこの患者会をみつけました．すぐに入会し，少しでも手伝いが出来ればと思いました．

当時，患者会のスローガンは「点を線に」でした．希少疾病の患者のなかで，こんな病気は自分1人かもしれないと全国で悩んでいる人達を線で繋ぎたいという意味でした．その言葉に私も痛く感激しぜひ手伝おうと思いました．

まず渡されたのは，相談ダイヤルの電話番号（一般のひとからの電話相談や，会員からの相談にのるための電話）と，PMDA（当時は医薬品機構）への救済申請の手伝いをしてほしい人の名簿でした．私も医療従事者として恥ずかしい話ですが，救済制度を知りませんでした．私は，発症から10年も経ってから救済申請を終えたばかりだったので，わからないなりに申請の手伝いをしました．当時却下されたケースも，今であったら救えたかもしれないと思っています．

そして相談ダイヤル事業は，私がいろいろなことを学び，いろいろなことを考えさせられた事業でした．私が担当になった当時は毎日のように電話がかかってきました．

今でも一番心に残っているのは，ある地方の国立大附属病院で治療を受けていた17歳の少女のお父さんからの電話でした．聞いているうちに，少女は閉塞性細気管支炎を合併していて，重症なTEN（toxic epidermal necrolysis）だとすぐにわ

---

* Kazue YUASA, 〒239-0802 横須賀市馬堀町2-12-1 スティーブンス・ジョンソン症候群患者会，代表

かりました．きっと病院でお嬢さんを見舞った帰りに，路肩に車を止めて電話をかけているのだろうなと思いました．「今日は呼吸が辛そうで話せなかった」，「今日は調子がいいみたいで笑顔が見れた」など，毎日同じ時間にかかってきました．私は応えることがあまりありませんでしたが，とにかく話だけは真面目に聞きました．2人で泣いたこともありました．きっと家庭に帰られて，お父さんは涙を見せることはできないんだろうなとも思いました．2週間ほど経ってから，一番辛い報告を受けました．

次の例は，一番初めは，非通知設定で相談の電話がかかってきました．小さいお子さんを抱えて後遺症で眼は痛いし，夫には離婚を迫られているといった状態の女性の方でした．私は，苦しい胸の内を吐き出して，その彼女に前を向いてほしいと思い，ひたすらに彼女の話を聞きました．何回か話しているうちにある日，番号表示で電話がかかってきました．やっと乗り越えられたんだと確信しました．その後1年ほどしてから赤ちゃんの写真が送られてきて，本当に嬉しかったです．

患者会の紹介をした某新聞社に相談ダイヤルの番号が載ったために，薬疹以外の相談も多かったのですが，薬疹以外はなるべくお断りしていました．

ある日，「姑が，高齢で家から遠い病院に入院してるので，近くの病院に転院させたいけどどうしたらいいでしょうか？」という相談電話がかかってきました．私はあくまでも個人の意見だとお断りして，「遠い病院だと往復の時間もかかるので，自分も年を取ってきたし近くの病院だと毎日通ってお世話ができると思うので転院させていただけないでしょうか？」と病院にお伝えしてはどうかとお話ししました．それっきり電話がかかってこなかったので，ダメだったのかしらと心配していました．それから1年くらい経ち電話がかかってきました．無事転院し，十分納得できるような介護ができて，見送ることができましたと感謝の言葉とともにお話しいただきました．よく考えたらこういうことを相談できるところはないのだ，と考えさせられました．

当時の患者会は仲良し会みたいで，集まっても傷の舐めあいを話すような会だったので私には不満がありました．ほかにも会として成り立っていなくて，夫の後押しもあり私が代表を引き受けることになりました．まずは年に1回総会を行うことや懇親会を開くこと，決算時には監事の承認を得て会員に決算報告をするなど一般的な会の運営の取り組みを行うことから始めました．患者たちも自分の病気のことや新しい眼の治療法などをきちんと理解する必要があると思い，総会には各分野から先生を講師としてお招きし講演を聴講したりもするようになりました．皮膚科，眼科はもちろん再生医療やゲノムの専門家にもお願いをしました．

話は変わりますが，私が入会する前にテレビで患者会のことが報道されたのを見て支援したいという方が現れて，「励ます会」という団体を作り，会を応援してくださっていた方たちがおられました．広い人脈で寄付を集めてくださいまして資金面では本当に助けてくださいました．

また，励ます会はSJS便りというニュースレターを作成し，衆参厚生労働委員に配って周知活動をしたり，厚生労働大臣や副大臣，政務官との面談の約束を取り付けてくださったり厚生労働省，医師会などの関係団体・部署の予約を取ってくださり，私はその場所で患者会の現状を訴えるだけでした．対外的な活動をどうしたらよいのかわかっていなかったので，その時は本当に助かりました．その結果，下記のような成果が得られました．

・特定疾患調査研究事業に加えられました
・難治性疾患克服研究事業に重症多形滲出性紅斑急性期が加えられました
・難治性疾患克服治療研究事業にスティーブンスジョンソン症候群として加えられました
・その後，指定難病という名称に変わり，慢性期も対象になりました

・PMDAで副作用の名称と被疑薬が書かれたカードが支給されるようになりました
・救済制度が施行される以前（1980年（昭和55年）5月1日以前）に発症した患者に，PMDAにおける保健福祉事業にアンケートで協力するという形で謝金が支払われるようなりました

　現在の会員数は幽霊会員もおりますが，160名が所属しております．日本皮膚科学会，日本眼科学会の先生方の周知・啓発活動により，後遺症もなく治っている患者が多くなっており，入会してもすぐ退会してしまうようになりました．現在は，後遺症を抱えて闘病や辛い生活を送っている人が会員として残っています．患者会の役目は，新しい治療法などの発信や，会員たちが点のままでいないようなメンタルのケア，頻繁に連絡をとること，仲間とのおしゃべりの機会を作ることなどたくさんありますが，「点を線に」を忘れることなく繋いでいこうと思っております．また，私たちが何か月も入院したり，眼の手術を何回もした苦労や闘病の経験がこれから発症する人のためになり，少しでも後遺症が残らないようになるのなら，どんなことでも協力を惜しまないつもりです．

私の発症と闘病生活

　私は1984年（昭和59年）から都内で歯科医院を開業していました．1991年（平成3年）の夏休み前から少し咳をしていました．なかなか治らないので，かかりつけのクリニックを受診しました．

1991年8月19日
　頭痛，咳等の症状で受診．咽頭発赤あり．急性上気道炎の診断でセフスパン，バファリン，カフコデの処方を受ける．

1991年8月24日
　昨日より熱が38℃になり，咳も持続的になっているため受診．カフコデ，セフスパン，ムコソルバンを処方される．

1991年8月31日
　一時軽快したが，一昨日より再度発熱，倦怠感等の症状により再診．バクシダール，バファリン，メサドリンを処方される．

　この後，熱は下がるどころか上がる一方で，真夏なのに冬布団を被ってブルブル震えていました．熱による関節痛も出てきました．

　土，日をなんとか我慢して某大学病院の内科を受診しました．その時は関節痛が，腹痛に変わっていて我慢ができないほどでした．

1991年9月2日
　リンパ節肥大，腹痛にて受診し，ベノピリン，ソセゴンの静注および筋注を受け，ボルタレン坐薬，ロキソニン，ムコスタの処方を受け帰宅するも，発熱，腹痛が続くため，当日夜より，同大学病院の救急外来を受診し，翌日まで入院となる．再度，ソセゴン，アタラックスPの投与を受ける．

1991年9月3日
　当時の検査にてGOT 756 U/L，GPT 484 U/L，LDH 1,194 U/L，アミラーゼ965 U/L，白血球4,900/μL．外科でのエコーにて異常なしとのことで，ウイルス感染による肝機能障害と膵炎の合併を疑い関連病院への入院となる．

　関連病院に移る際に，病院のトイレで着替えをしていたら腕や顔に発疹が出ていて，鏡を見たら白いすりガラスのように見えました．眼をこすってみましたがどうやら私の眼が悪くなっていたようでした．

1991年9月3日
　顔面〜前胸部にかけて発疹あり．頸部リンパ節腫脹，眼球乾燥感を訴える．また，39℃台の発熱もあり，以後も間歇的に出現する．

1991年9月4日
　顔面には水疱形成．血性下痢が出現する．

1991 年 9 月 5 日
　水疱形成表皮剝離を伴う.

　この関連病院に皮膚科の先生はおられなくて，近くの皮膚科に連れていかれました．その先生が，「これは薬のせいだからすぐステロイドを打ちなさい」と，関連病院の主治医に電話をかけてくださいました.
　また，眼科はあったのですが，若い先生にはスティーブンス・ジョンソンかもしれないと言われました．関連病院の主治医には，ここにこのままいたら死んでしまうかもしれないと言われ，救急車に乗せられ転院することになりました．はっきりした診断もつかず，治療や検査もされなかったこの病院での入院が一番つらかったかもしれません.
　次は都立駒込病院への転院でした．それも紹介先は感染症科でした．病院へ着くなり，先生が私を診て，「これはうちの患者ではないけれど」と言いました．そのとき，私はようやく病名がわかりここから治療が始まるのかと思いホッとしたのを覚えています．あとで看護師さんから，1 か月前に同じ患者さんが入院していたので，すぐわかったのだと聞きました.

1991 年 9 月 6 日
　角膜に侵襲あり．発症状況，皮疹所見等より TEN と診断し，プレドニン 60 g/日の DIV 開始.
1991 年 10 月 14 日
　回盲部痛が出現し，その後も継続する.
1991 年 10 月 17 日
　粘膜便出現.
1991 年 12 月 27 日
　小腸造影にて終末回腸に多発潰瘍を認め TEN の部分症状が疑われた.
1992 年 2 月 3 日
　ステロイドのミニパルス療法を 3 日間行ったところ，腹痛は一時軽快する.
1992 年 3 月 9 日
　再度右下腹痛増強.

1992 年 4 月 13 日
　腹痛のコントロール不良にて，回盲部の切除術を施行.
　術後経過順調で，腹痛なく退院した.

　都立駒込病院での 8 か月入院生活は熱と痛みとの闘いでした．最初のころは皮膚の上皮がはがれて，そこをヒビテンで消毒するのが恐怖でした．先生はなるべく痛くないようにと，綿をふわふわに丸めてそーっと触ってくださるのですが，やはり恐怖感から私は看護師さんの手を強く握っていました．皮膚が治ってくると痛みもなくなっていきました．ステロイドの治療が終わると，眼と腹部の痛みが強くなってきました．副作用対応マニュアルには局所的にステロイドの点眼が有効であると書いてありますが，私は入院して 2 か月頃から始めたので，後遺症も残ってしまうはずです．消化器内科では，熱が 38℃ あるなか，いろいろな検査をしました．検査室の横にベッドを置いて調子をみながらの検査でした．内科では TEN の合併症だろうとの診断でしたが，外科ではクローン病や潰瘍性大腸炎との鑑別診断が必要だということで，再び検査をすることになりました．1 日中痛みが襲ってきて，昼も夜も痛みに悩まされました．その後，手術をして小腸を 40 cm 切除しました.
　8 か月も続いた熱は平熱に戻り，痛みも嘘のようになくなりました．そして子どもの待つ我が家へと帰りました.
　それから 3 年くらいは，眼の手術で入退院を十数回繰り返しました．当時私は痛い思いをしても治療をすれば必ず元通りになると信じて通院していました．それが治らないとわかってパニック障害の発作を起こしました．救急車を何回も呼び，内科や脳神経外科など受診しましたがなかなか診断がつかず，最終的にはかかりつけ医の先生が精神科であったため，やっと治療を始めることができました．外に 1 人で出られるようになるまでは 5〜6 年を要しました．その間はどうやって食事を

作ったのか，買い物に行ったのかなどまったく覚えておらず，毎日辛い時間を過ごしていました．その後，患者会に入会し活動するなかで，医療貢献はできなくなってしまったけれど，キャリアを活かせることもあるのだと悟ったことで，病状は徐々に落ち着いていきました．しかし完治するものではないらしく，現在も3年前くらいから薬に頼る日々を送っています．

今振り返ると，本当に闘病してたのは私ですが，母親が夜になっても帰ってこなくて甘えられなかった子どもたちや，子どもたちが寂しくないように面倒をみてくれた夫，入院中は近くに住んでいたので食事や洗濯掃除をしてくれた両親，老後はゆっくりとしたいと言い故郷に帰ったけれど，手術になると母親を呼び出し，体が不自由になっていたのに母親を快く送り出してくれた父，みんなが支えてくれたから今の私があります．

今後の医療に求めること

私が発症した30年前は，診断が遅れ適切な治療が受けられず重症になり，私の場合は初めてのSJS患者で眼科の先生も手探りの状態で治療をされていました．その後，眼科の先生方の啓発活動により，急性期に局所的にステロイドの点眼をすることにより，ひどい後遺症はなくなってきています．今後は益々研究が進み，重症薬疹とされているSJSやTENが速やかに診断され適切な治療を受けられて，普通の薬疹と同じようなレベルになればと思います．

また，会員をみていると，住んでいる場所によって医療格差が生じていると思います．私たち患者は，大都市でも過疎の田舎に住んでいても，大きな病院や小さなクリニックでも同じレベルの治療が受けられることを願っています．そしてSJS/TENを正しく理解していただき治療拒否をされないよう，患者がよく相談できるような環境があるとよいと思います．

SJS患者会ホームページ(https://www.sjs-group.org/)は，こちらよりご覧いただけます．

好評

知っておくべき
皮膚科キードラッグのピットフォール

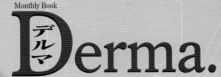

No.336 2023.7

MB Derma.No.336 2023年7月増刊号
編集企画：玉木　毅（国立国際医療研究センター病院診療科長）
定価 6,490 円（本体 5,900 円＋税）　B5 判・258 ページ

皮膚科でよく使われる薬の利点とともに
使用時に陥りやすいピットフォールについて、
経験豊富な執筆陣が詳しく解説しました。

CONTENTS

- アトピー性皮膚炎治療薬① ―内服薬・注射薬―
- アトピー性皮膚炎治療薬② ―外用薬の上手な使用法―
- 蕁麻疹治療薬
- 乾癬治療薬① ―生物学的製剤―
- 乾癬治療薬② ―シクロスポリン・エトレチナート・メトトレキサート・アプレミラスト・JAK 阻害薬―
- 乾癬治療薬③ ―外用薬のピットフォール―
- 膠原病治療関連① ―ステロイド・免疫抑制薬―
- 膠原病治療関連② ―ヒドロキシクロロキン・生物学的製剤・IVIG・DDS・PAH 治療薬など―
- 血管炎治療薬
- 皮膚科診療における抗腫瘍薬
- 皮膚悪性リンパ腫治療薬
- 皮膚科診療における抗ヘルペスウイルス薬
- 帯状疱疹ワクチン
- 痤瘡治療薬
- 皮膚科で使う抗真菌薬
- 多汗症治療薬
- 自己免疫性水疱症の治療薬
- 皮膚潰瘍治療薬
- 脱毛症治療薬 ―JAK 阻害薬を含めて―
- 酒皶治療薬
- 性感染症治療薬
- ステロイド外用薬・保湿外用薬
- 古典的外用薬を使う
- 抗ヒスタミン薬
- 皮膚科診療における抗菌薬
- 皮膚科診療における抗酸菌治療薬
- 皮膚科診療における漢方薬
- 美容関連治療
- 疥癬・シラミ症治療薬
- 皮膚科診療における小児への投薬

全日本病院出版会
〒113-0033　東京都文京区本郷 3-16-4　Tel：03-5689-5989
www.zenniti.com　　　　　　　　　　Fax：03-5689-8030

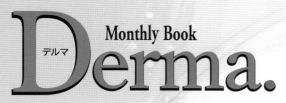

Monthly Book Derma. No.348
2024年6月増刊号

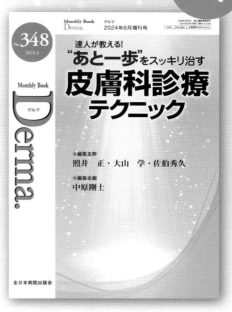

好評

達人が教える！"あと一歩"をスッキリ治す皮膚科診療テクニック

編集企画：中原剛士
（九州大学教授）

定価 6,490円（本体 5,900円＋税）　B5判・246ページ

治りきらない皮膚疾患の治療方針に迷ったとき、
スッキリ治すための「コツ」や「ヒント」をまとめました。
日常診療で困ったときに読み返したい必携の1冊です！

詳細はこちらへ！

Contents

- アトピー性皮膚炎の外用治療の"あと一歩"
- 新規全身治療薬でも難治なアトピー性皮膚炎治療の"あと一歩"
- しつこい手湿疹治療の"あと一歩"
- しつこい頭部脂漏性皮膚炎治療の"あと一歩"
- 皮膚瘙痒症 治療と指導の"あと一歩"
- スッキリしない蕁麻疹治療の"あと一歩"
- 遺伝性血管性浮腫 診断と治療の"あと一歩"
- 被疑薬の特定が難しい薬疹治療の"あと一歩"
- 酒皶治療の"あと一歩"：赤みをどうする？
- 虫刺症 原因の特定や患者説明，治療の"あと一歩"
- しつこい疥癬治療の"あと一歩"
- 難治性尋常性疣贅の"あと一歩"
- 爪白癬 完全治癒への"あと一歩"
- JAK阻害薬使用中のヘルペス感染症 その対策の"あと一歩"
- 伝染性軟属腫治療の"あと一歩"
- 繰り返す蜂窩織炎治療の"あと一歩"
- 非結核性抗酸菌症治療の"あと一歩"
- 円形脱毛症治療の"あと一歩"―病期別治療攻略法―
- サルコイドーシス 皮膚症状治療の"あと一歩"
- 繰り返すうっ滞性潰瘍の治療・処置の"あと一歩"
- 膠原病 皮膚症状に対する治療の"あと一歩"
- 菌状息肉症治療の"あと一歩"
- 難治性水疱性類天疱瘡治療の"あと一歩"
- 天疱瘡治療の"あと一歩"
- コロナ感染・コロナワクチン接種後の皮膚疾患
　こじれた場合の"あと一歩"
- 繰り返す結節性紅斑治療の"あと一歩"
- 繰り返す胼胝・鶏眼治療の"あと一歩"
- 痤瘡瘢痕治療の"あと一歩"

全日本病院出版会
〒113-0033 東京都文京区本郷 3-16-4　Tel：03-5689-5989
www.zenniti.com　　　　　　　　　　 Fax：03-5689-8030

FAXによる注文・住所変更届け

改定：2024年1月

　毎度ご購読いただきましてありがとうございます．

　読者の皆様方に弊社の本をより確実にお届けさせていただくために，FAXでのご注文・住所変更届けを受けつけております．この機会に是非ご利用ください．

◆ご利用方法

　FAX専用注文書・住所変更届けは，そのまま切り離してFAX用紙としてご利用ください．また，注文の場合手続き終了後，ご購入商品と郵便振替用紙を同封してお送りいたします．**代金が税込5,000円をこえる場合，代金引換便とさせて頂きます**．その他，申し込み・変更届けの方法は電話，郵便はがきも同様です．

◆代金引換について

　代金が税込5,000円をこえる場合，代金引換とさせて頂きます．配達員が商品をお届けした際に，現金またはクレジットカード・デビットカードにて代金を配達員にお支払い下さい(本の代金＋消費税＋送料)．(※年間定期購読と同時に5,000円をこえるご注文を頂いた場合は代金引換とはなりません．郵便振替用紙を同封して発送いたします．代金後払いという形になります．送料は，定期購読を含むご注文の場合は弊社が負担します)

◆年間定期購読のお申し込みについて

　年間定期購読は，1年分を前金で頂いておりますため，代金引換とはなりません．郵便振替用紙を本と同封または別送いたします．送料弊社負担，また何月号からでもお申込み頂けます．

　毎年末，次年度定期購読のご案内をお送りいたしますので，定期購読更新のお手間が非常に少なく済みます．

◆住所変更届けについて

　年間購読をお申し込みされております方は，その期間中お届け先が変更します際，必ずご連絡下さいますようよろしくお願い致します．

◆取消，変更について

　取消，変更につきましては，お早めにFAX，お電話でお知らせ下さい．

　返品は，原則として受けつけておりませんが，返品の場合の郵送料はお客様負担とさせていただきます．その際は必ず弊社へご連絡ください．

◆ご送本について

　ご送本につきましては，ご注文がありましてから約1週間前後とみていただきたいと思います．

◆個人情報の利用目的

　お客様から収集させていただいた個人情報，ご注文情報は本サービスを提供する目的(本の発送，ご注文内容の確認，問い合わせに対しての回答等)以外には利用することはございません．

　その他，ご不明な点は弊社までご連絡ください．

株式会社 全日本病院出版会　〒113-0033 東京都文京区本郷3-16-4-7F
電話03(5689)5989　FAX03(5689)8030　郵便振替口座 00160-9-58753

FAX 専用注文用紙　5,000円以上代金引換　(皮 '24.11)

Derma 年間定期購読申し込み（送料弊社負担）
☐ 2025年1月～12月（定価43,560円）　☐ 2024年__月～12月

☐ Derma バックナンバー申し込み（号数と冊数をご記入ください）
No. ___ / ___ 冊　　No. ___ / ___ 冊　　No. ___ / ___ 冊

Monthly Book Derma. 創刊20周年記念書籍
☐ そこが知りたい　達人が伝授する日常皮膚診療の極意と裏ワザ（定価13,200円）　___冊

Monthly Book Derma. 創刊15周年記念書籍
☐ 匠に学ぶ皮膚科外用療法―古きを生かす，最新を使う―（定価7,150円）　___冊

Monthly Book Derma. No. 353('24.10月増大号)
☐ 皮膚科アンチエイジング外来（定価5,610円）　___冊

Monthly Book Derma. No. 348('24.6月増刊号)
☐ 達人が教える！"あと一歩"をスッキリ治す皮膚科診療テクニック（定価6,490円）　___冊

Monthly Book Derma. No. 340('23.10月増大号)
☐ 切らずに勝負！皮膚科医のための美容皮膚診療（定価5,610円）　___冊

Monthly Book Derma. No. 336('23.7月増刊号)
☐ 知っておくべき皮膚科キードラッグのピットフォール（定価6,490円）　___冊

Monthly Book Derma. No. 327('22.10月増大号)
☐ アトピー性皮膚炎診療の最前線―新規治療をどう取り入れ，既存治療を使いこなすか―（定価5,500円）　___冊

PEPARS 年間定期購読申し込み（送料弊社負担）
☐ 2025年1月～12月（定価42,020円）　☐ 2024年__月～12月

☐ PEPARS バックナンバー申し込み（号数と冊数をご記入ください）
No. ___ / ___ 冊　　No. ___ / ___ 冊　　No. ___ / ___ 冊

☐ カスタマイズ治療で読み解く美容皮膚診療（定価10,450円）　___冊
☐ 足の総合病院・下北沢病院がおくる！ポケット判 主訴から引く足のプライマリケアマニュアル（定価6,380円）　___冊
☐ 目もとの上手なエイジング（定価2,750円）　___冊
☐ カラーアトラス 爪の診療実践ガイド 改訂第2版（定価7,920円）　___冊
☐ イチからはじめる美容医療機器の理論と実践 改訂第2版（定価7,150円）　___冊
☐ 臨床実習で役立つ 形成外科診療・救急外科処置ビギナーズマニュアル（定価7,150円）　___冊
☐ 足爪治療マスターBOOK（定価6,600円）　___冊
☐ 図解 こどものあざとできもの―診断力を身につける―　___冊
☐ 美容外科手術―合併症と対策―（定価22,000円）　___冊
☐ 足育学 外来でみるフットケア・フットヘルスウェア（定価7,700円）　___冊
☐ 実践アトラス 美容外科注入治療 改訂第2版（定価9,900円）　___冊
☐ Non-Surgical 美容医療超実践講座（定価15,400円）　___冊
☐ スキルアップ！ニキビ治療実践マニュアル（定価5,720円）　___冊

その他（雑誌名/号数，書名と冊数をご記入ください）
☐

お名前	フリガナ		診療科
		要捺印	

ご送付先　〒　―

TEL：　（　　　）　　　　　FAX：　（　　　）

FAX 03-5689-8030 全日本病院出版会行

FAX 03-5689-8030 全日本病院出版会行

　　　　　　　　　　　　　　　　　　　　　　年　　月　　日

住所変更届け

お名前	フリガナ		
お客様番号	□□□□□□□□		毎回お送りしています封筒のお名前の右上に印字されております8ケタの番号をご記入下さい。
新お届け先	〒　　　　　都道 　　　　　　府県		
新電話番号	（　　　　）		
変更日付	年　　月　　日より		月号より
旧お届け先	〒		

※ 年間購読を注文されております雑誌・書籍名に✓を付けて下さい。
- ☐ Monthly Book Orthopaedics（月刊誌）
- ☐ Monthly Book Derma.（月刊誌）
- ☐ Monthly Book Medical Rehabilitation（月刊誌）
- ☐ Monthly Book ENTONI（月刊誌）
- ☐ PEPARS（月刊誌）
- ☐ Monthly Book OCULISTA（月刊誌）

FAX 03-5689-8030
全日本病院出版会行

バックナンバー一覧

2024 年 11 月現在

Monthly Book Derma.

―― 2025 年度　年間購読料　43,560 円 ――
通常号：定価 2,860 円（本体 2,600 円＋税）×11 冊
増大号：定価 5,610 円（本体 5,100 円＋税）×1 冊
増刊号：定価 6,490 円（本体 5,900 円＋税）×1 冊

2021 年

- No.304　口腔粘膜疾患のすべて　編／髙橋愼一
- No.305　免疫再構築症候群/irAE の学び方・診方　編／末木博彦
- No.306　これだけは知っておきたい　軟部腫瘍診断　編／清原隆宏
- No.307　日常診療にこの 1 冊！皮膚アレルギー診療のすべて
  定価 6,380 円（本体 5,800 円＋税）　編／森田栄伸　**増刊**
- No.308　完全攻略！新生児・乳児の皮膚マネジメントマニュアル　編／玉城善史郎
- No.309　どう診る？汗の病気　編／藤本智子
- No.310　白癬を究める　編／原田和俊
- No.311　皮膚科処置　基本の「キ」　編／門野岳史
- No.312　角化症診療マニュアル　編／河野通浩
- No.313　皮膚疾患とマイクロバイオーム　編／森実　真
- No.314　手元に 1 冊！皮膚科混合・併用薬使用ガイド
  定価 5,500 円（本体 5,000 円＋税）　編／大谷道輝　**増大**
- No.315　光による皮膚トラブル―光線過敏症から光老化まで―　編／森脇真一
- No.316　知っておくべき高齢者の皮膚の扱い方―スキン-テア, MDRPU, IAD まで―　編／磯貝善蔵

2022 年

- No.317　母斑・母斑症の診療update―基礎から実践まで―　編／金田眞理
- No.318　ここまでできる！最新オフィスダーマトロジー　編／野村有子
- No.319　実践！皮膚疾患への光線療法―総集編―　編／山﨑文和
- No.320　エキスパートへの近道！間違えやすい皮膚疾患の見極め
  定価 7,700 円（本体 7,000 円＋税）　編／出光俊郎　**増刊**
- No.321　イチからはじめる美容皮膚科マニュアル　編／古村南夫
- No.322　コロナ禍の皮膚科日常診療　編／高山かおる
- No.323　私はこうする！痒疹・皮膚瘙痒症の診療術　編／片桐一元
- No.324　好中球が関わる皮膚疾患 update　編／葉山惟大
- No.325　まずはここから！皮膚科における抗菌薬の正しい使い方　編／山﨑　修
- No.326　これ 1 冊！皮膚科領域における膠原病診療の極意　編／茂木精一郎
- No.327　アトピー性皮膚炎診療の最前線―新規治療をどう取り入れ，既存治療を使いこなすか―
  定価 5,500 円（本体 5,000 円＋税）　編／本田哲也　**増大**
- No.328　レーザー治療の専門医に聞く！皮膚科レーザー治療―基本手技と実臨床でのコツ―　編／長濱通子
- No.329　これで慌てない外傷患者治療マニュアル―熱傷・凍瘡から動物咬傷まで―　編／岩田洋平

2023 年

- No.330　色素異常症診療のポイント　編／鈴木民夫
- No.331　皮膚科領域でのビッグデータの活用法　編／山﨑研志
- No.332　食物アレルギー診療―開業医の立場での展開―　編／原田　晋
- No.333　ここまでわかった！好酸球と皮膚疾患　編／野村尚史
- No.334　こどもの皮膚疾患検査マニュアル　編／吉田和恵
- No.335　多汗症・無汗症診療マニュアル　編／大嶋雄一郎
- No.336　知っておくべき皮膚科キードラッグのピットフォール
  定価 6,490 円（本体 5,900 円＋税）　編／玉木　毅　**増刊**
- No.337　痒みのサイエンス　編／石氏陽三
- No.338　ステロイドを極める！外用・内服・点滴療法―どう処方する？使えないときはどうする!?―　編／山本俊幸
- No.339　目・鼻周りの皮膚疾患を上手に治療する　編／山口由衣
- No.340　切らずに勝負！皮膚科医のための美容皮膚診療
  定価 5,610 円（本体 5,100 円＋税）　編／船坂陽子　**増大**
- No.341　皮膚科医のための性感染症入門　編／原田和俊
- No.342　いまさら聞けない！ウイルス感染症診療マニュアル　編／清水　晶

2024 年

- No.343　基礎から学ぶ！皮膚腫瘍病理診断　編／山元　修
- No.344　皮膚科らしい傷の治しかた　編／浅井　純
- No.345　基本のキ！紅斑の診かた・治しかた　編／藤本徳毅
- No.346　知っておきたい！皮膚の保険診療　編／福田知雄
- No.347　今こそ極める蕁麻疹　編／田中暁生
- No.348　達人が教える！"あと一歩"をスッキリ治す皮膚科診療テクニック
  定価 6,490 円（本体 5,900 円＋税）　編／中原剛士　**増刊**
- No.349　酒皶パーフェクトガイド　編／菊地克子
- No.350　皮疹が伝えるメッセージ　編／加藤裕史
- No.351　皮膚科医も知っておきたいワクチン　編／渡辺大輔
- No.352　まるわかり！爪疾患　編／高山かおる
- No.353　皮膚科アンチエイジング外来
  定価 5,610 円（本体 5,100 円＋税）　編／森脇真一　**増大**
- No.354　あしの病気 私はこうしている　編／中西健史

※各号定価：2021～2022 年：本体 2,500 円＋税（増刊・増大号は除く）
　　　　　　2023 年～：本体 2,600 円＋税（増刊・増大号は除く）

※その他のバックナンバーにつきましては，弊社ホームページ
（https://www.zenniti.com）をご覧ください.

次号予告（1月号）	掲載広告一覧	
	日本イーライリリー	表2
	ケイセイ	表3
	レオファーマ	表4

保存版！皮膚科1人医長マニュアル

編集企画／名古屋市立大学医学部附属
　　　　　西部医療センター教授　　西田　絵美

皮膚科1人医長へのメッセージ…………	福澤	正男
1人医長からの皮膚科専門医…………	眞柄	徹也
外来と入院診療のバランス…………	古橋	卓也
1人医長で行う皮膚科手術…………	欠田	成人
光線治療とその実践…………	西田	絵美
パッチテスト…………………	松倉	節子
皮膚科医ができるレーザー治療…………	国本	佳代
陰圧閉鎖療法をやってみよう…………	山村	美華
苦手な足潰瘍をどうするか…………	須貝	達朗
皮疹伝疹—1人医長となったら，		
僕たちはどう生きるか—…………	田口詩路麻	

編集主幹：照井　正　日本大学教授（研究所）
　　　　　大山　学　杏林大学教授
　　　　　佐伯秀久　日本医科大学教授

No. 355　編集企画：
濱　菜摘　新潟大学准教授

Monthly Book Derma．No. 355

2024年12月15日発行（毎月15日発行）
　　定価は表紙に表示してあります．
　　　　　　Printed in Japan

発行者　　末　定　広　光
発行所　　株式会社　全日本病院出版会
　〒113-0033　東京都文京区本郷3丁目16番4号7階
　　　　　　電話 (03)5689-5989　Fax (03)5689-8030
　　　　　　郵便振替口座 00160-9-58753
印刷・製本　三報社印刷株式会社　　電話 (03)3637-0005
広告取扱店　㈱メディカルブレーン　電話 (03)3814-5980

© ZEN・NIHONBYOIN・SHUPPANKAI, 2024

・本誌に掲載する著作物の複製権・翻訳権・上映権・譲渡権・公衆送信権（送信可能化権を含む）は株式会社全日本病院出版会が保有します．
・JCOPY ＜（社）出版者著作権管理機構　委託出版物＞
　本誌の無断複写は著作権法上での例外を除き禁じられています．複写される場合は，そのつど事前に，（社）出版者著作権管理機構（電話 03-5244-5088，FAX 03-5244-5089，e-mail: info@jcopy.or.jp）の許諾を得てください．
・本誌をスキャン，デジタルデータ化することは複製に当たり，著作権法上の例外を除き違法です．代行業者等の第三者に依頼して同行為をすることも認められておりません．